FISCHER

W0372850

NINA UND KARL-HEINZ ZACHER
mit Dorothea Seitz

»Such dir einen schönen Stern am Himmel«

Krankheit ALS
Die Geschichte eines Abschieds

FISCHER

3. Auflage: Mai 2018

Originalausgabe
Erschienen bei FISCHER Taschenbuch
Frankfurt am Main, Mai 2018

Die Einträge von Nina Zacher wurden
in wenigen Fällen noch formal korrigiert.
Idee & Konzept: Käfferlein & Köhne GmbH & Co. KG

Satz: Fotosatz Amann, Memmingen
Druck und Bindung: CPI books GmbH, Leck
Printed in Germany
ISBN 978-3-596-70131-5

Für Nina, mit all unserer Liebe und
tiefer Dankbarkeit

Wir tragen dich auf ewig im Herzen eingeschlossen,
so, wie die Seiten in diesem, deinem Buch es sind.

Lola, Luke, Lenny, Helena & Karl-Heinz

Inhalt

Das Versprechen

Ein Samstagnachmittag. Die Sonne strahlt. Die Kleinen spielen im Garten. Lenny und Helena haben sich in ihre Zimmer zurückgezogen. Ich setze mich an meinen Computer, um in die glücklichen Zeiten unserer Familie zurückzukehren. Vieles in letzter Zeit geschieht einfach. Ich kann es mir nicht erklären, so auch diesmal, als etwas in mir mich Ninas Aufzeichnungen öffnen lässt. Nina, unentwegt drehen sich meine Gedanken um dich.

Drei Wochen ist es her, dass meine Frau in meinen Armen eingeschlafen ist. Jetzt, zwei Wochen nach ihrer Beisetzung ist es immer noch unfassbar, ihren Tod, den Abschied, die Endgültigkeit begreifen zu müssen. Wir hatten sehr lange Zeit, uns darauf vorzubereiten, auch gemeinsam mit den Kindern, doch als das Unvermeidliche eintrat, war es trotzdem unfassbar. Es sprengt alle Vorstellungen, wirklich alles, ob bewusst oder unbewusst zurechtgelegt, ist nicht mehr da, mir nicht mehr möglich, darauf zurückzugreifen.

In der Küche stapeln sich körbeweise Kondolenzkarten und Briefe, die meisten sind von Menschen, die wir niemals persönlich kennengelernt haben. Sie haben über Nina gelesen, sie im Fernsehen gesehen oder sind ihrer Facebookseite gefolgt. Nun möchten sie uns ihre Anteilnahme, ihr Mitgefühl aussprechen, denn Ninas Schicksal hat die Menschen nicht nur emotional berührt – nein, Nina hatte auch eine Botschaft.

Ab Mitte 2013, mit dem Auftreten erster elementarer Einschränkungen durch ihre ALS-Erkrankung, fing meine Frau an, ihre Gedanken und Gefühle aufzuschreiben. Zunächst nur für sich selbst, um zu verarbeiten, was ihr bei Diagnosestellung eröffnet worden war: dass ihr nur noch wenig Lebenszeit bleiben würde, und dass ihr Weg begleitet sein würde vom schmerzvollen Verlust ihrer gesamten motorischen Fähigkeiten. Sie langsam und unaufhaltsam vergehen würde. Die Brutalität dieser Nachricht, die Hoffnungslosigkeit, die Ausweglosigkeit und das Unabwendbare setzten bei Nina einen Prozess in Gang. Schonungslos stellte sie sich zahlreiche Fragen: »Was löst eine schnell verlaufende, tödliche Erkrankung in der Familie, in einer Partnerschaft aus, was passiert im persönlichen Umfeld? Was macht es mit einem selbst, wie fühlt man sich, was denkt man?«

Als sie anfing, ihre Gedanken mit der Öffentlichkeit zu teilen, wurde ihr nach und nach bewusst, wie sehr sie andere mit ihren eigenen Erfahrungen und Gedanken berührte und gleichzeitig zum Nachdenken über das eigene Leben anregte.

Einige der Texte, an denen sie zum Teil Monate feilte, veröffentlichte sie später auf ihrem Blog. Andere waren rein privat, sehr intim, wie Tagebucheinträge. Alles, was Nina schrieb, mailte sie auch an mich. Diese Aufzeichnungen waren als Basis für ein Buch gedacht.

Eigentlich wollte Nina ihr Buch selbst verfassen, doch aufgrund der dramatischen körperlichen Verschlechterungen stellte sich das als praktisch unmöglich heraus. Mit diesem Gedanken suchte Nina im Sommer 2015 den ersten Kontakt zu Dorothea Seitz, deren Bücher sie immer sehr geschätzt hat. Nina schrieb Dorothea per WhatsApp: »Es soll ein Buch für alle sein, die glauben, sie sind in einer ausweglosen Situation. Ich möchte zeigen, wie wertvoll das Leben ist, wie schnell sich alles ändern kann. Wie man trotzdem weitermachen und das Beste daraus machen kann.«

Zunächst konnte Nina ihre ganzen Ansichten noch als Sprachaufzeichnung diktieren, bald aber kämpfte sie mit stetig zunehmender Atemnot und einer immer schlechter werdenden Sprachfähigkeit. Schließlich fing sie an, mit einem augengesteuerten Computer zu trainieren, doch damit etwas so Gehaltvolles zu schreiben, kostete zu viel Kraft und Zeit. Als Nina dann gänzlich die Fähigkeit verlor zu sprechen, war sie komplett auf das augengesteuerte Kommunikationssystem angewiesen. Es dauerte Stunden, bis einige wenige Sätze fertig waren. Trotzdem schrieb sie bis kurz vor ihrem Tod.

Als klarwurde, dass sie selbst ihr Buch nicht zu Ende schreiben können wird, versprach ich Nina, ihre Texte nach ihren Wünschen zu ordnen und ihr Projekt für sie beizeiten zu Ende zu führen. Die unzähligen Texte für das Buch, das sie geplant hatte, die ich in einem dafür angelegten Ordner auf meinem Computer gespeichert habe, habe ich mir noch nie angesehen. Es ist mir noch nicht in den Sinn gekommen, sie zu lesen. Nie habe ich einen Gedanken daran verschwendet, die von uns, in unserer Ehe gelebte gegenseitige Wahrung unserer Privatsphäre, die auch nach

Ninas Tod weiter tief in mir verankert ist, zu übergehen. Bis mir eben jetzt ein unerklärliches Gefühl, ein Gedanke es gestattet hat, es zu lesen.

Nach zwei Stunden habe ich nun das Gefühl, dass dies ein großer Fehler war. Nina war ja immer schon sehr offen und hat viele ihrer Gedanken nach außen kommuniziert, aber diese Texte sind noch mal ganz anders. Gehaltvoller. Drängender. Dieser unglaublich tiefe Blick in den letzten Winkel der Seele meiner Frau lässt mich erst jetzt vollständig begreifen, welchen Kampf Nina in Wahrheit geführt hat. Den Kampf einer Sterbenden. Das Ausmaß wird mir, obwohl ich ihr so nah war, und wir über alles gesprochen haben, erst jetzt bewusst, genau Ninas Art entsprechend, direkt und schonungslos. Seit ich angefangen habe, es zu lesen, empfinde ich eine Art von Trauer, die ich noch nicht kannte. Manche Zeilen verursachen neben dem psychischen gar einen körperlichen Schmerz. Aber es geht auch eine unglaubliche Kraft von ihren Worten aus, ein ungebrochener Lebenswille. Ich verstehe einmal mehr die Faszination, die diese Texte auch bei ganz fremden Menschen auslösen.

Ich kann nicht mehr weiterlesen, jetzt, da ich an dem Brief von Nina an mich angelangt bin, schmerzt es zu sehr, ist unerträglich. Ich werde die nächsten Tage brauchen, um die gelesenen Passagen zu verdauen, dennoch muss und will ich das Nina gegebene Versprechen halten, auch wenn ich es mir jetzt nicht im Geringsten vorstellen kann. Wie soll ich das schaffen, das bewusste, oft gnadenlos brutale Zulassen des Verlustes, jetzt undenkbar?

Vielleicht bin ich in einiger Zeit dazu fähig, Dorothea anzurufen, um Ninas Buch irgendwann zu Ende zu schreiben.

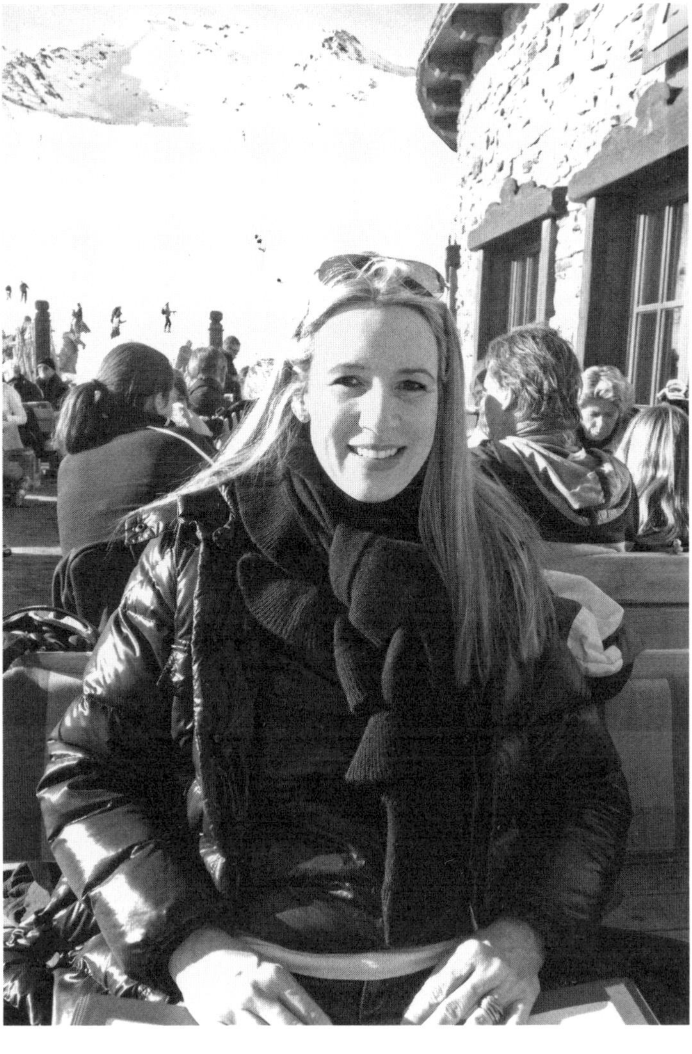

Ein dumpfes Gefühl

Als ich am Gründonnerstag vor vierundvierzig Jahren zur Welt kam, hat mich leider niemand gefragt, ob ich bereit bin für diese Welt. Und für dieses Leben, das ich mir – laut mancher Glaubensrichtungen – gegebenenfalls selbst gewählt haben könnte. Hätte ich gewusst, was ich heute weiß, hätte ich sicherlich »nein« gesagt. Aber wer von uns wurde schon gefragt, ob er bereit ist für das Leben, das für jeden bestimmt ist, ohne vorher zu wissen, was einen erwartet? Schon gar nicht zu ertragen, in der Blüte seines Lebens all seine mühevoll erworbenen Fähigkeiten wieder zu verlieren und das unfassbare Los zu ziehen, die einzige unheilbare schnell tödliche Krankheit zu bekommen, die es im 21. Jahrhundert noch gibt. Überraschungen mochte ich noch nie. Wahrscheinlich, weil sie nie wirklich positiv waren und immer eine Art russisches Roulette darstellten. Ich schaue mir die Dinge gerne vorher an, genauso wie ich Käufe im Internet nicht mag, eben weil ich nicht besonders auf Überraschungen stehe und vorher gerne weiß, was ich bekomme.

Als Nina Zacher diese Zeilen im November 2014 schreibt, ist ihre Erkrankung, die Amyotrophe Lateralsklerose, kurz ALS genannt, bereits fortgeschritten. Seit gut einem Jahr lebt sie mit der Gewissheit, dass sie sterben wird. Das, was einen Menschen erwartet, wenn er mit der erschütternden Diagnose »ALS« konfrontiert wird, lässt sich nur ansatzweise erahnen: ein quälender, harter und schmerzvoller Weg, der unaufhörlich und nicht revidierbar auf den »Tag X« zuläuft und einem schrittweise alle körperlichen Fähigkeiten raubt. Oder wie Ninas Mann Karl-Heinz es sagt: »Eine Krankheit, die einen packt wie ein mitreißender Fluss und bei der man verzweifelt versucht, an den ins Wasser ragenden Wurzeln Halt zu finden.«

Die Diagnose »unheilbar« trifft Nina nicht aus heiterem Himmel. Vor dem Satz: »Sie haben ALS« liegt die lange Suche nach Erklärungen. Fast zwei Jahre in Ninas Leben sind bestimmt von Ungewissheiten, Ahnungen und Ängsten. Ihre Odyssee führt sie durch Arztpraxen und Kliniken, und jede der Untersuchungen ist begleitet von großer Sorge und zugleich von großer Hoffnung. Über allem schwebt die bange Frage: »Was habe ich bloß für eine Krankheit?«

Die ersten Anzeichen treten in den Weihnachtsferien 2011/2012 auf. Die Familie verbringt ihren Skiurlaub in Sölden, das erste Mal zu sechst: die Eltern Nina und Karl-Heinz und ihre vier Kinder Lola, Luke, Lenny und Helena. Töchterchen Lola ist gerade ein halbes Jahr alt. »Erst mit Lola sind wir komplett«, sagt Nina oft, »Lola ist das i-Tüpfelchen, das uns bis dato gefehlt hat«. Die Fotos von damals zeigen eine glückliche Familie. Alles erscheint perfekt: blauer Himmel vor einer Traumkulisse, strahlende Gesichter, entspannte Atmosphäre. Nina mit schulterlangem, blondem Haar, sie wirkt gelöst.

Die Familie ist angekommen – privat und beruflich. Das

Restaurant St. Emmeramsmühle in München Oberföhring, das Nina und Karl-Heinz vor dreizehn Jahren übernommen haben, und in das sie ihr ganzes Herzblut gesteckt haben, ist zu einem beliebten Lokal im Münchner Norden geworden. Nach stürmischen Zeiten scheinen sie jetzt an einem Punkt zu stehen, an dem sie glauben, endlich einmal durchschnaufen zu können.

Eines Abends in diesem Skiurlaub spürt Nina eine Art Druck in ihrem rechten Daumenballen, eine Mischung aus Schmerz und Taubheitsgefühl. Wahrscheinlich, so tippt sie als Erstes, ist es eine Prellung, eine Zerrung, verursacht durch ein unglückliches Abbremsen mit dem Skistock auf der Piste am Nachmittag. Nina beschließt, dem keine besondere Aufmerksamkeit zu schenken und vertraut darauf, dass es einfach von alleine vorbeigehen wird. Doch es bleibt. Selbst Wochen nach der Rückkehr nach München will das komische Gefühl im Daumen einfach nicht weichen. Im Gegenteil, das, was sich zuerst anfühlt, wie ein heftiger Muskelkater, wird zunehmend intensiver und beginnt sich weiter auszubreiten: erst auf den Daumenballen, dann auf die Hand und schließlich auf den ganzen Unterarm.

Was Nina zu diesem Zeitpunkt noch nicht weiß: In ihrem zentralen Nervensystem hat sich ein hochkomplexer Prozess in Gang gesetzt, der ihre motorischen Nervenzellen schädigt und zu einem unaufhaltsamen Muskelabbau führt. In den kommenden Monaten ergreift die Erkrankung langsam, aber stetig Besitz über Ninas gesamten Körper. Als Erstes verliert sie die Kraft in ihrer Hand, so dass ihr Gegenstände einfach aus den Fingern gleiten.

Im Sommer muss Nina sich schließlich eingestehen, dass es so nicht weitergehen kann:

Am 24. Juli, an dem das Wetter einmal wieder nicht so gut war, um den elften Geburtstag unserer Tochter wie ursprünglich geplant draußen zu feiern, mussten wir, wie schon so oft bei unseren bescheidenen Sommern, »Plan B« aus der Tasche zaubern. Der sah vor, mit einigen eingeladenen Freundinnen meines Kindes zum Bowling zu gehen. Praktischerweise buchte ich mit meinem Mann eine Bahn neben den Mädels, um ebenfalls eine Runde zu bowlen. An diesem Abend merkte ich zum ersten Mal, dass etwas nicht stimmte. Egal, welche Bowlingkugel ich in die Hand nahm, keine wollte mir so recht passen. Alle waren unglaublich schwer und glitten mir teilweise unkontrolliert aus der Hand. Ich wunderte mich ein wenig, schenkte dem Ganzen aber nicht allzu viel Aufmerksamkeit. Als Mutter von vier Kindern und einem noch nicht mal einjährigen Mädchen darf man schon mal ein bisschen erschöpft und kraftlos sein. Wer konnte schon ahnen, was danach geschah? Einige Tage später fiel mir auf, dass ich beim Schreiben einer Entschuldigung für meinen Sohn dem Stift in meiner Hand nicht mehr den nötigen Druck verleihen konnte, um ein sauberes Schriftbild zu erzeugen. Nun war ich doch etwas überrascht und rief meinen Freund Robert, einen befreundeten Orthopäden an, um zu klären, ob es vielleicht an einer Verspannung meiner Schultern durch das ständige Tragen meiner Kinder liegen könnte? Währenddessen ging das Leben ungehindert weiter: Die Kinder gingen zur Schule, mein Kleinster in den Kindergarten und Lola hing wie immer an der Mama.

Nina hatte bis dahin die kontinuierlich zunehmenden Beschwerden immer wieder mit einem »Das wird schon wieder!« beiseitegeschoben und die Bewegungen, die ihr schwerfielen, durch andere ersetzt. Doch jetzt wird ihr bewusst, wie viele vermeintlich banale Handgriffe sie inzwischen damit kompensiert. Statt mit dem Daumen übers Smartphone zu wischen, tippt sie zur Bedienung mit dem Zeigefinger. Verrutscht ihr die Brille, richtet sie sie nicht wie üblich mit Daumen und Zeigefinger, sondern schiebt sie mit dem Handrücken zurück. Hat sie Schwierigkeiten beim Öffnen der Kaffeedose, bittet sie ihren Mann um Hilfe. Erst später, als ihr Leiden bereits weit fortgeschritten ist, versucht sie zu rekonstruieren, wann und wie alles begonnen hat, und setzt all diese kleinen Augenblicke zu einem Gesamtbild zusammen. Dennoch erscheint es ihr immer noch unvorstellbar, dass aus diesen vergleichsweise harmlosen Einschränkungen eine derart monströse Erkrankung erwachsen konnte.

Lange sucht sie nach möglichen harmloseren Ursachen. Hat sie sich etwa einen Nerv eingeklemmt? Der erste Weg führt sie zu einem Orthopäden, der als Verdachtsdiagnose das Karpaltunnelsyndrom in den Raum stellt. Hierbei kann es zu einer Empfindungsschwäche und zu Beweglichkeitsstörungen in den Händen kommen – etwa wenn dauerhaft ein zu großer Druck auf den Nerv im Handgelenk ausgeübt wird. Diagnostisch wird dies allerdings schnell ausgeschlossen, und weitere Untersuchungen deuten stattdessen auf eine massive Schädigung der Halswirbelsäule hin. Als Nächstes folgen eingehende Untersuchungen in einer Klinik bei einem Neurologen. Der, so erinnert sich Karl-Heinz Zacher, habe damals, als seine Frau ihm die Symptome schilderte, gleich ziemlich komisch geschaut. Im Nachhinein sagt er sich, dass dessen Reaktion sie bereits hätte stutzig machen müssen. Besonders, weil der Mediziner sich im Anschluss an den Termin regelmäßig telefonisch bei Nina meldet, um sich nach ihrem Befinden zu erkundigen. Ob die Einschränkungen in der Hand sich verschlechtert hätten, will er wissen, ob sie etwas in den Beinen spüre, ob sie noch Treppen steigen könne oder ob sie öfters stolpere? Er scheint zu ahnen, was wirklich hinter Ninas Beschwerden stecken könnte. Allerdings teilt er ihr seine Vermutungen nicht mit. Seine drängenden Nachfragen bleiben dennoch nicht ohne Nachhall.

Eines Morgens setzt sich Nina an den Rechner und startet eine Internetsuche. Inzwischen befürchtet sie selbst, dass etwas Schwerwiegendes hinter all dem stecken müsse. »Ich habe dann eingegeben: ›Muskelschwäche rechte Hand‹«, erzählte Nina von diesem Tag, »und dann kam die ALS. Somit sah ich meine Symptome und wohin der Weg gehen würde. Ich schob die Maus weg, bin in den ersten Stock, ins Schlafzimmer gegangen, legte mich aufs Bett und dachte: Das kann nicht sein, das darf nicht sein! Mein Mann folgte mir und fragte: Was ist denn los?, und ich sagte: Bitte, lies das mal. Was da steht, ist exakt das, was mir fehlt. Ich habe Angst.«

Karl-Heinz versucht, seine Frau zu beruhigen: Es gebe bislang keine Aussage eines Arztes dazu, niemand habe das bisher erwähnt. Sie solle sich das jetzt nicht einreden. Nina aber zieht sich zurück. Sie verlässt für ein paar Tage kaum das Schlafzimmer, wird still, will nichts mehr essen. Von diesem Tag an hängt die Krankheit »ALS« wie ein Damoklesschwert über den beiden.

ALS (Amyotrophe Lateralsklerose bzw. Amyotrophische Lateralsklerose)

ALS ist eine Erkrankung des zentralen und peripheren Nervensystems. Sie wurde erstmalig im Jahr 1874 durch den französischen Neurologen Jean-Martin Charcot beschrieben und als »Amyotrophe Lateralsklerose« bezeichnet. Bei ALS kommt es zu einer fortschreitenden und irreversiblen Schädigung der sogenannten motorischen Neuronen, auch Motoneuronen genannt, also derjenigen Nervenzellen, die für die Muskelbewegungen verantwortlich sind. Betroffen sind dabei sowohl das erste Motoneuron, das sich in der Hirnrinde befindet, als auch das zweite Motoneuron im Rückenmark, dessen Fortsätze zur Skelettmuskulatur führen. Sind diese Nervenzellen beschädigt, werden die Muskeln nicht mehr ausreichend innerviert.

Das erste Motoneuron wird auch oberes motorisches Neuron genannt, weil es dem zweiten, unteren motorischen Neuron übergeordnet ist. Fällt dieses aus, kommt es zu einer sogenannten spastischen Parese (unwillkürliche Muskelzuckungen, Verkrampfen, Lähmungen). Ist das untere zweite Motoneuron geschädigt, erschlaffen die Muskeln. Die Folgen: Muskelschwund, Muskelschwäche an Armen, Beinen und auch der Atemmuskulatur.

Die ersten Symptome der Krankheit treten je nach Patient an unterschiedlichen Stellen auf. Manchmal zeigen sich Muskelschwund und -schwäche zunächst in der Hand- und Unterarmmuskulatur der einen Körperseite, bevor sie sich auf die andere Seite und auf die Beine ausdehnen. Bei einem kleinen Teil der Erkrankten treten die Symptome zuerst beim Sprechen, Kauen und Schlucken auf, dieser Verlauf wird als bulbär bezeichnet. Weltweit erkranken pro Jahr etwa 100 000 Menschen an ALS. Die meisten Patienten überleben nur wenige Jahre.
Es gibt eine seltene erbliche und eine nicht-erbliche, sogenannte sporadische Form der ALS. Als sicher gilt inzwischen, dass neben Genen Proteine für die Fehlfunktionen der Motoneuronen verantwortlich sind.

Quelle: SZ Artikel »Forum Spitzenmedizin«, Juli 2017

Natürlich konfrontiert das Ehepaar ab diesem Zeitpunkt die behandelnden Mediziner immer wieder mit der Frage, ob es sich um ALS handeln könnte? Als Antwort hören sie dann, dass eine sogenannte »Motoneuronen-Erkrankung« zwar nicht ausgeschlossen werden könne, da man durchaus die hierfür typischen ALS-Auffälligkeiten feststellen könne. Allerdings läge die Wahrscheinlichkeit, dass Nina tatsächlich an der Krankheit leide, bei nur fünf Prozent.

Karl-Heinz, der sich aufgrund der Erkrankung seiner Frau sehr intensiv mit ALS auseinandergesetzt hat, weiß heute, dass die Kombination von fünf Faktoren auf eine Amyotrophe Lateralsklerose hinweisen kann:

»Zum einen findet sich da Muskelschwund, die sogenannte Parese, sowie eine Muskelschwäche. Dazu kommen die andauernden Muskelzuckungen, genannt Faszikulationen, sowie die Lähmungen und die Spastik. Diese spezielle Kombination sieht man eigentlich nur bei der ALS. Eine weitere maßgebliche Auffälligkeit ist, dass die Beschwerden auf beiden Seiten symmetrisch auftreten und im Verlauf auf die Beine (oder die jeweils anderen Extremitäten) übergreifen. Natürlich sind diese Symptome den Medizinern als Merkmale der ALS ebenfalls bekannt, allerdings steht den Ärzten bis dato noch kein diagnostisches Tool zur Verfügung, wie das bei anderen Erkrankungen der Fall ist. Man kann die ALS derzeit nicht mit dem einen Röntgenbild, der einen CT- Auswertung oder einer speziellen Laboruntersuchung feststellen. Werden im Rahmen einer Ursachenforschung solche Untersuchungen durchgeführt, dienen sie bei ALS-Patientinnen und -Patienten in erster Linie dazu, andere Erkrankungen auszuschließen. Dies macht den ganzen Prozess so langwierig und mühsam. Ich möchte die Ärzte, die eine ALS-Diagnose erst dann aussprechen, wenn sie sich wirklich zu hundert Prozent sicher sind, da durchaus in Schutz nehmen. Würden sie fälschlicherweise bei jemandem eine ALS-Erkrankung diagnostizieren, wäre das für den Betreffenden eine furchtbare Katastrophe.«

So kommt es, dass Nina auf ihre sehr konkrete Frage ausschließlich ausweichende Antworten erhält. Obwohl sie selbst bereits in diesem ersten schrecklichen Verdachtsmoment im Internet eine mögliche Ursache für ihre Beschwerden gefunden hat, muss sie viele weitere Monate in

Unklarheit leben. Ein ganzes Jahr, in dem sie immer wieder schwankt zwischen purer Panik, ungebrochenem Optimismus und der verzweifelten Hoffnung, dass ihr die ultimative Grausamkeit einer ALS-Erkrankung erspart bleibt.

Tatsächlich vermitteln die Ärzte auch weiterhin, dass sie zuversichtlich sein kann. Als möglichen Grund für Ninas fortschreitende Beschwerden fokussieren sie sich nun auf eine mögliche Schädigung des Rückenmarks. Nina klagt zunehmend über Nackenschmerzen, die bis zu ihrem rechten Daumen ausstrahlten. Es komme ständig zu Verkrampfungen der rechten Hand bzw. des ganzen Unterarms. Zudem, so berichtet Nina in den zahlreichen Arztgesprächen, könne sie viele Dinge wie Schreiben oder festes Zugreifen mit der rechten Hand nicht mehr erledigen. Und, was ihr besonders beängstigend erscheint: Inzwischen hat sich die dauerhafte Missempfindung in der Handmuskulatur sowie das Auftreten erster Lähmungserscheinungen ebenfalls auf die linke Hand ausgebreitet. Als Ursache dafür vermutet ein im März neu hinzugezogener Spezialist gravierende Schädigungen der Halswirbelsäule. Er rät Nina zu einer sofortigen Operation und warnt sie eindringlich davor, noch mit dem Auto zu fahren; sollte sie bei einem Auffahrunfall verletzt werden, drohe ihr sogar eine Querschnittslähmung. Umgehend wird ein Operationstermin vereinbart. Gerade mal zwei Tage nach der Erstuntersuchung liegt Nina auf dem OP-Tisch.

Die Ärzte haben eine schwere Spinalkanalstenose der Halswirbelsäule entdeckt, d.h. eine knöcherne Enge von drei ganzen Wirbelkörpern, die auf das Rückenmark drücken und so zu den Ausfällen an ihren Extremitäten führen können. Zusätzlich befindet sich an einem Segment ein Bandscheibenvorfall, der die Ausfälle möglicherweise weiter verstärkt. Die Aussicht darauf, all dies könnte der wahre Grund für Ninas Beschwerdebild sein, macht ihr Mut. Ihr ist bewusst, dass eine derartige Operation aufwendig ist, und dass ihr durch die anschließende Rehamaßnahme ein entsprechend hoher Zeitaufwand abverlangt würde. Am Ende aber, so hofft sie, könnte bei gutem Verlauf endlich die so sehr ersehnte Rückkehr in ihren gewohnten Alltag stehen. Im Nachhinein erscheint Karl-Heinz die OP als eine zwiespältige Sache:

»Der behandelnde Arzt dort hat uns einerseits richtig Angst gemacht und andererseits sehr große Hoffnung. In der Dramatik, mit der er die Notwendigkeit eines Eingriffs darstellte, lag natürlich die Annahme, dass Ninas Beschwerdebild keine neurodegenerative, sondern eine mechanische Ursache zugrunde lag. Damit rückte eine Motoneuronenerkrankung wieder weiter weg, und das stimmte uns entsprechend zuversichtlich. Dieser enorme Druck zu einer schnellen Entscheidung führte ebenfalls dazu, dass für uns im Vorfeld gar nicht recht erkennbar wurde, was für eine OP das werden würde. Man hatte zwar gesagt, dass sich der notwendige Umfang erst während der Operation herausstellen würde, aber als wir danach die Bildgebung gesehen haben, waren wir beide doch ziemlich geschockt, was da alles gemacht worden war.«

Während des sechsstündigen Eingriffs wird ein Wirbelkörper sowie die vorgefallene Bandscheibe entfernt und jeweils durch Implantate ersetzt. Um die Stabilität sicherzustellen, verschraubt man zusätzlich vier Wirbel mit einer

Titanplatte, was mit einer Versteifung der Halswirbelsäule einhergeht und von da an mit erheblichen Bewegungseinschränkungen verbunden ist. Ist der medizinische Eingriff an sich schon aufwendig, so fordert er danach einen noch höheren Zoll. Nach dem zweiwöchigen Krankenhausaufenthalt wird Nina ein dreiwöchiges striktes Liegen verordnet, wofür sie vorübergehend in das sogenannte Wasserschlössl an der St. Emmeramsmühle zieht. In diesem idyllischen Backsteingebäude an der Isar kann sie sich in Ruhe von den Strapazen des Eingriffs erholen. Zudem ist gewährleistet, dass sie im Trubel des Familienlebens mit den quirligen Kleinkindern keine unbedachten Bewegungen riskiert, die den gewünschten Operationserfolg gefährden würden. Natürlich kommen Karl-Heinz und die Kinder täglich zu Besuch, ebenso wie anschließend regelmäßig nach Bad Wiessee, wo Nina weitere fünf Wochen in einer Rehaklinik verbringt. Trotzdem leidet Nina unter der zweieinhalbmonatigen Trennung von ihrer Familie und ihrem Zuhause. Eine Zeitspanne, die sie im Nachhinein immer wieder als eine verlorene Phase bezeichnet und über die sie selbst schrieb:

> Diese OP kostete mich wertvolle Monate meines Lebens. Nur vergeudete Zeit. Zwar konnte bei meinem Ärztemarathon schon sehr früh eine Motoneuronenerkrankung nicht mehr ausgeschlossen werden. Jedoch hatte scheinbar niemand den Mut, dies auch zu äußern. Nach einem MRT, das drei Bandscheibenvorfälle und eine starke arthrotische Veränderung der Halswirbelsäule zeigte, waren sich die Ärzte sicher, die Ursache der Schwäche und der Lähmung zu ken-

nen. Wohl aber, ohne mich persönlich und die damals schon vorhandenen Muskelzuckungen und Krämpfe, die so gar nicht dazu passten, miteinzubeziehen. Schließlich wurde ich also nach längeren Besprechungen, weiterer hunderter Nadeln in meinem Körper und diverser schmerzhafter Untersuchungen umfangreich an der HWS operiert, verplattet und versteift. Heilige Mutter Gottes! Dieser medizinische Unfug und das Totalversagen der lang studierten Fachärzte hat mich drei kostbare Monate meines schon damals nur noch kurzen Lebens gekostet.

Dass Nina diesen Eingriff rückblickend als Belastung und als erfolgloses Unterfangen betrachtet, liegt nicht nur daran, dass es sich im Nachhinein tatsächlich als medizinisch bedeutungslos und somit völlig überflüssig herausstellte. Das wesentlich Tiefgreifendere und Schmerzlichere vollzieht sich in Ninas Innerem. Langsam setzt sich in ihrer Gedankenwelt die Möglichkeit fest, dass dies nicht der wahre Grund für ihre Beschwerden sein kann. In den vielen Stunden, in denen sie, getrennt von ihrer Familie, Zeit zum Nachdenken findet, entsteht viel Raum für Reflexion: über ihr Leben, ihre Vergangenheit, die mögliche Zukunft. Über die Menschen an ihrer Seite, ihre Kinder und natürlich ihren Mann. Wie stark ist die Liebe zu Karl-Heinz? Und seine zu ihr? Würde ihre Liebe eine schreckliche, grausame Erkrankung wie die ALS aushalten?

Karl-Heinz, der seine Frau nicht nur sehr lange, sondern auch sehr gut kennt, bleibt all das nicht verborgen:

»Ich hatte schon seit März gespürt, dass Nina überflutet war von vielen Gedanken. Als sich dann in diesen fünf

Wochen Reha überhaupt nichts verbesserte, erkannte sie ganz klar, dass die OP völlig sinnlos gewesen ist und dass der Ausgangspunkt ihrer Symptome nicht die Bandscheibe war. Somit kehrte das nie gänzlich verschwundene Schreckgespenst ALS zurück. Sie grübelte darüber, was das bedeuten würde: unheilbar? Für sie selbst, für ihre Wünsche, Träume, Zukunftsplanungen, die auf einmal komplett in Frage standen. Was würde das für uns alle heißen, für unsere Kinder, die ohne Mutter aufwachsen würden? Wie sollte es mit uns weitergehen? Sie hat wohl in dieser Zeit bereits erfasst, dass ihre Träume zerplatzen werden. Dass ihr gesamtes Konstrukt für die Zukunft zusammenfallen wird. Ich denke, das alles zu sortieren, hat sie durchaus überfordert.«

Für kurze Zeit in diesem Frühsommer fürchtet Karl-Heinz, seine Frau könne sich von ihm entfernen. Zu gerne würde er ihr helfen, ihr zeigen, dass er an ihrer Seite steht. Die räumliche Entfernung scheint das zu erschweren. Das Paar kann nicht, wie gewohnt, direkt alles besprechen. Die Besuchszeiten sind begrenzt, es bleibt nur das Telefonieren oder kleine Kurznachrichten, und auch das nur, wenn es der Mobilfunkempfang im Tegernseer Tal erlaubt. Doch wirklich herauszufinden, was der andere empfindet, gestaltet sich schwierig. Es fehlen die Mimik, die Gesten, die kleinen Reaktionen, die normalerweise weit mehr preisgeben als nur Worte. Also beschließt Karl-Heinz, seiner Frau einen ausführlichen Brief zu schreiben. Es soll keine schnelle Nachricht sein, die man eben mal so ins Handy tippt. Er will ihr seine Gefühle darlegen, seine Haltung und seine Zuversicht. Dafür nimmt er sich Zeit, zwischen dem pulsierenden Alltag mit vier Kindern, den er gerade alleine organisiert, und der Arbeit im Restaurant. Nachdem er seine Zeilen im Kopf formuliert und dann im Computer geschrieben hat, verschickt er sie als Nachricht an seine Frau nach Bad Wiessee in die Rehaklinik:

Hallo meine Liebe,
mir ist es schon seit geraumer Zeit ein Bedürfnis, dir ein paar Zeilen zu schreiben. In meinem unglaublich ausgefüllten Alltag habe ich mir einfach jetzt die Zeit genommen, um diesem Bedürfnis nachzukommen. Ob der Zeitpunkt der richtige ist, weiß ich nicht, da sich seit deinem Besuch am Dienstag in Murnau deine Gemütslage wieder sehr verschlechtert hat. Wir haben die letzten Wochen natürlich viel über die momentane Situation geredet, doch will ich einfach auch den einen oder anderen Gedanken niederschreiben.
Nicht nur, um die Gefühle, die mich tagtäglich überwältigen, auf diesem Weg einfach selbst zulassen zu können, sondern auch, um diese ein Stück weit zu konservieren.
Wir haben in unserer Beziehung und Ehe schon so viel gemeistert, natürlich jedoch nichts im Vergleich zu der/deiner jetzigen Situation. Diese ist natürlich für dich extrem belastend und existentiell, das verstehe ich selbstverständlich, aber nicht nur für dich, auch für mich und für unsere Familie.
Du bist für uns unbeschreiblich wichtig, nicht nur als Ehefrau und Mutter, sondern im Besondern als der Mensch, der du bist. Deswegen ist es natürlich unser sehnlichster Wunsch, dich wieder glücklich zu sehen. Doch wenn man versucht, die Situation, wenn auch unglaublich schwierig, nüchtern zu betrachten, steuern wir auf eine Weggabelung in unserem

Leben zu. Der eine Weg bringt uns auseinander, weil wir es nicht schaffen, das gemeinsam zu bewältigen – diesen Gedanken versuche ich, tagtäglich zu unterdrücken. Aber selbst wenn es so sein sollte, werde ich dies akzeptieren müssen, selbst wenn es mir das Herz brechen würde.
Der andere Weg, den ich mir mehr als alles andere auf der Welt wünsche, ist, dass wir aus dieser Situation gestärkt hervorgehen, im Besonderen, dass du natürlich wieder ganz gesund wirst, dass wir unsere Gefühle füreinander, die zweifellos unter unserem unglaublichen Alltag leiden, weiter aufrechterhalten oder sogar noch vertiefen können. Ich verspreche dir, ich werde alles in meiner Macht Stehende tun, um dich – in welcher Form auch immer – zu unterstützen, egal was, bitte lass es mich wissen. Du bist nicht nur der wichtigste Mensch in meinem Leben, du bist das Wichtigste überhaupt, und nicht nur für mich, sondern für uns. Ich liebe dich.

Nina antwortet darauf:

Ach Hasi … wie lieb von dir … da schlägt mein Herz gleich wieder ganz fest. Leider kann ich mit meinen doofen Händen nicht so viel zurückschreiben. Muss ich aber auch glaub ich nicht, da du ja eh wie kein anderer Mensch auf dieser Welt siehst, wie es in mir aussieht. Es tut mir so leid, dass ich Euch allen solche Sorgen mache und Euch belaste. Ich will das auch gerne schnell wieder unter Kontrolle bringen. AMORE.

Karl-Heinz schreibt zurück:

Hallo Liebe,
ich wollte das nur mal schreiben, es wird so viel gesagt und gerät später doch wieder in Vergessenheit. Aber trotzdem will ich noch mal was klarstellen: Du bist absolut keine Belastung, du sollst dich keinesfalls unter Druck setzen. Das wollte ich damit nicht erreichen, ganz im Gegenteil, ich wollte dir einfach mal auf einem etwas anderen Weg zeigen, was ich für dich fühle.

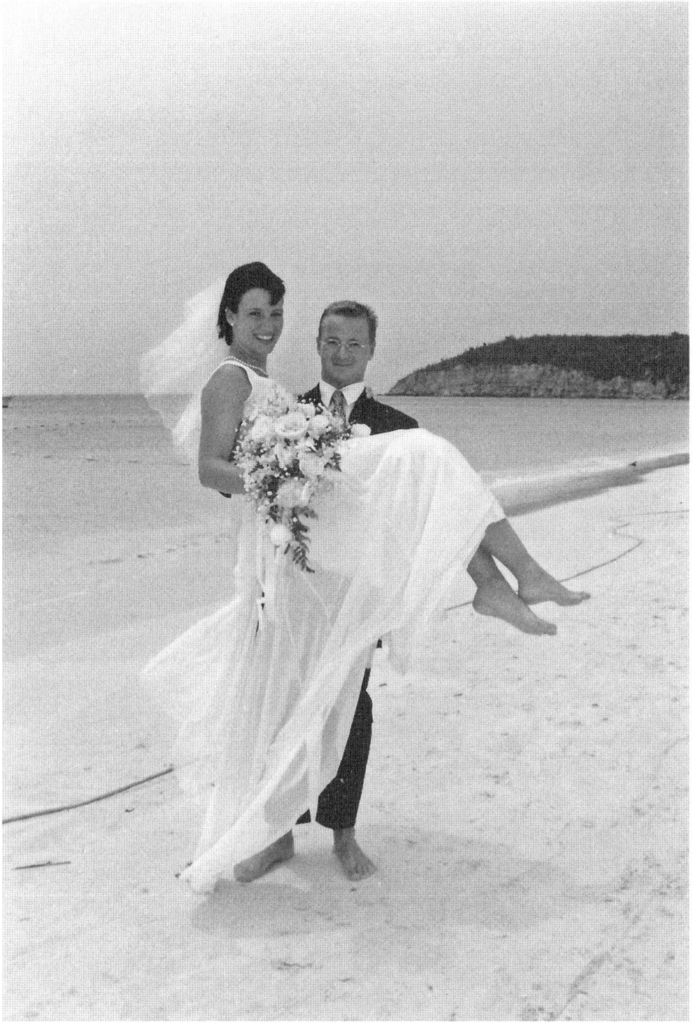

In guten wie in schlechten Zeiten

Liebe ist für mich ein anderes Wort für Glück.

Das wunderbare Gefühl ehrlicher Liebe ist doch nur mit unendlichem Glück zu beschreiben. All meine Sinne genießen diesen atemberaubenden Moment, in dem ich bedingungslose Liebe erfahren darf. Ist es nicht wunderbar, den Wunsch zu haben, jemandem, den man aufrichtig liebt, Gutes zu tun, ohne den Gedanken an eine Gegenleistung zu haben? Liebe ist wie ein tiefer Atemzug, sie ist mein Lebenselixier und voller Energie. Ich fühle mich mit ihr wie eine Blume, die sich mit den Nährstoffen der Liebe versorgt und immer mehr öffnet. Leider ist die Liebe eine seltene Pflanze, die in unserer Zeit oft zu wenig Aufmerksamkeit bekommt – oder, aus unserer Angst vor ihr, oft gar nicht richtig zur Entfaltung kommt. Ich liebe die Liebe. Für mich ist sie Quell meines Lebens und das größte Geschenk überhaupt. Man löst sich förmlich auf in ihr, um in ihr neu zu entstehen. Sie ist ein Wagnis, und es erfordert immer Mut, sich auf sie einzulassen. Sie kann großartig sein, aber auch unendlich schmerzhaft. Und wenn ich sie nicht spüren kann, fühle ich mich unglaublich alleine.

Ich weiß, wenn ich nicht mehr da sein werde, wird ein Teil meiner Liebe dennoch bleiben.

Denn wahre Liebe stirbt nie, sie verändert allenfalls ihre Form, aber bleibt für immer tief im Herzen.

Wer denkt am Tag seiner Hochzeit an das Schwere, das vor einem liegen könnte? Wer ist sich des gesamten Ausmaßes dessen, was er mit dem Eheversprechen gelobt, bewusst? Mag man sich beim Anstecken des Ringes etwas anderes vorstellen, als endlich das große Glück gefunden zu haben? Dass neben einem der Mensch steht, mit dem man den Rest seines Lebens verbringen möchte und mit dem man alt werden wird? Natürlich ist man sich theoretisch im Klaren darüber, dass es neben den harmonischen ebenso zerstrittene Tage geben kann. Dass nicht nur aufregende, sondern auch weniger leidenschaftliche Zeiten auf einen warten, spannungsgeladene wie alltägliche, sorgenfreie wie angstbesetzte. Wer aber möchte sich ausmalen, diesen geliebten Menschen zu verlieren, ihn gar beim Sterben zu begleiten? Zusehen zu müssen, wie er nach und nach all seine Fähigkeiten verliert, sogar die selbstverständlichsten? Ihm dann Hilfestellung zu leisten im Alltag, in der Körperpflege, beim Toilettengang?

Keine Gedanken, die zu den Bildern einer Vermählung passen. Zu den Fotos eines vergnügten, ausgelassenen Paares am Tag ihrer Hochzeit, wie denen von Nina und Karl-Heinz, sie in einem schlichten, eleganten, weißen Kleid mit kurzem Schleier, er im schwarzen Anzug mit einer weißen Blüte am Revers. Fast ganz normale Fotos, könnte man meinen – stünden die beiden nicht barfuß am Strand, nur einen Schritt entfernt von den Wellen eines türkisfarbenen Meeres. Nina und Karl-Heinz geben sich ihr Ja-Wort in der Karibik, mit einer Zeremonie unter Palmen, und – bis auf das obligatorische Traupersonal – ganz allein. Es soll ein Tag nur für sie beide sein. Sie wollen keine Hochzeit, bei der sie für andere im Mittelpunkt stehen würden. Alles in diesen Stunden soll ausschließlich auf sie beide ausgerichtet sein, auf ihre Gefühle, Hoffnungen, Wünsche und das, was sie einander zu geben haben. Schließlich ist es ihre Vermählung, ihr Versprechen füreinander. Ein Leben lang. Natürlich wird die Feier zu Hause mit Familie und Freunden mit einer Gartenparty bei den Eltern nachgeholt. Das heilige Gelöbnis aber, sich zu lieben, zu achten und zu ehren alle Tage ihres Lebens, in guten und in schlechten Zeiten, geben sie sich ganz allein in diesem innigen Moment auf einer Insel im Karibischen Meer. Als Karl-Heinz am 10. Juli 1997 diese Worte ausspricht, mag er vielleicht nicht das gesamte Ausmaß seines Eheversprechens erfasst haben, gehalten hat er es trotzdem. Neunzehn Jahre ist das Paar verheiratet und, so Karl-Heinz, ihre Beziehung war immer von großer Zuneigung und Liebe geprägt: »Das gipfelte natürlich mit dem *bis in den Tod*. Inzwischen höre ich immer wieder, dass sich Paare in solchen Situationen trennen. Nicht nur, wenn jemand an ALS erkrankt, sondern auch in anderen schwierigen Lebenssituationen, in großen Krisen oder bei schweren Erkrankungen. Plötzlich ist der Partner weg. Da stelle ich mir natürlich die Frage: Was war das denn vorher für eine Beziehung, dass, wenn es holprig wird, schwierig und brutal, sogar richtiggehend grausam, ich dann den anderen alleine lasse? Ganz plakativ gesagt war das der finale Beweis unserer Liebe, dass wir so aneinander festgehalten haben; sowohl ich an Nina, aber sie auch an mir.«

Nina und Karl-Heinz lernen sich kennen im Szeneviertel in Schwabing, wo sich der angehende Physiker sein Studium mit Jobs in der Gastronomie finanziert. Als Barmann im Café d'Accord am Kurfürstenplatz kommt er mit vielen Gästen ins Gespräch, besonders, wenn sie regelmäßig vorbeischauen. Nina ist hier Stammgast, denn ihre beste Freundin kellnert dort. Sie selbst arbeitet nebenan bei einem Optiker und verbringt ihre Mittagspause oft im Lokal. Dann sitzt Nina an der Bar, redet mit ihrer Freundin und natürlich auch mit dem Barmann. Der ist sehr charmant und interessiert. Nina sagt später, Karl-Heinz habe sie unheimlich umgarnt. Immer wieder habe er sie angerufen und ihr signalisiert: »Dich will ich, keine andere.« Zunächst reagiert sie etwas spröde; sie brauche niemanden, lautet ihre Devise. Doch das scheint ihn nur noch mehr anzuspornen. Irgendwann funkt es zwischen den beiden, und ihre Liebe fühlt sich sofort beständig an. Trotz ihres unterschiedlichen Backgrounds, wie Nina es in ihren Aufzeichnungen schreibt: »Er, studiert, intelligent, belesen, und ich, Hauptschülerin, aber sicher nicht dumm, extrovertiert und das *Glamour-Girl*, wir haben uns von Anbeginn an sehr gut ergänzt und sind wunderbar aneinander gewachsen.«

Zu Beginn ihrer Beziehung wohnt Nina noch bei ihrer Mutter in der Ruffinistraße in Neuhausen. Als sie wenig später in ein kleines Apartment in unmittelbarer Nachbarschaft in der gleichen Straße zieht, hilft Karl-Heinz ihr beim Umzug. Und er bleibt gleich mit da. Bald darauf folgt der Wechsel in eine größere Wohnung, direkt an der Münchner Freiheit. Wer Schwabing kennt, weiß, dass es mehr ist als ein Stadtviertel – es ist ein Lebensgefühl. Ein bunter Mix aus Party, Fashion und Kneipenkultur, mit kleinen Theatern, Boutiquen und unzähligen gastronomischen Betrieben. Beim ersten Sonnenstrahl werden Tische und Stühle vor der Tür aufgestellt und die Latte Macchiato oder das Weißbier unter freiem Himmel serviert, selbst im Winter. In Schwabing beherzigt man manches Lebensmotto, das auf den bunten Postkartenständern vor den Krimskramsläden zu finden ist. »Carpe diem!« könnte hier erfunden worden sein. Viele von den lebensphilosophischen Fragen, die Nina später in die Öffentlichkeit getragen hat, können als Verbindung zum Ort ihres Kennenlernens gesehen werden: den Moment genießen, den »richtigen« Augenblick dann erkennen, wenn er passiert. Dann, wenn nach langen kalten Wochen die Wolkendecke aufbricht und sich ein erstaunlich warmer Tag ankündigt. Wenn die Freundin gerade jetzt Zeit hat für einen kleinen Plausch. Wenn das Kind einen besonders harten Tag in der Schule erlebte und dringend eine Ablenkung braucht. Genau dann ist der Moment für ein spontanes Frühstück, einen Prosecco zu zweit oder ein Eis in der Sonne.

Nina und Karl-Heinz genießen ihre Zeit in Schwabing. Zwei Jahre nach ihrem Kennenlernen verloben sie sich, ein Jahr später wird geheiratet. Beruflich gehen sie zunächst noch getrennte Wege: Karl-Heinz beendet sein Studium der Technischen Physik, allerdings wird er nie in seinem Beruf arbeiten. Sein Weg führt ihn als Betriebsleiter ins Café Neuhausen. Nina, die über ein außergewöhnliches Verkaufstalent verfügt, wechselt von der Optikerbranche zu einem gutbezahlten Job im Vertrieb eines Dienstleistungsunternehmen. Das Paar ist frischverliebt, ungebunden, mit gesichertem Einkommen. Die Welt steht ihnen offen. Das Reisen hat schon damals für beide einen hohen Stellenwert. Gemeinsam Neues entdecken, Spannendes erleben, das Leben genießen – all das erschließt dem Paar starke, verbindende Momente. Als sich irgendwann die Frage nach Kindern stellt, taucht eine weitere Option auf, die Nina und Karl-Heinz noch enger zusammenschweißen soll: Wie wäre es, auch beruflich an einem Strang zu ziehen und sich eine gemeinsame Existenz in der Gastronomie aufzubauen? Der extrovertierten, humorvollen jungen Frau liegt die Kommunikation mit den unterschiedlichen Menschen, und gekellnert hat sie schon in ihrer Jugend. Es macht ihr Spaß, im direkten Kontakt mit vielerlei Menschen zu stehen. Auch später, in Phasen beruflicher Umbrüche, kellnert Nina immer wieder mal. Als das traditionsreiche Lokal St. Emmeramsmühle im Münchner Norden zur Pacht ausgeschrieben wird, ergreift Karl-Heinz die Chance und bewirbt sich mit seinem damaligen Geschäftspartner um die Übernahme. Sie erhalten den Zuschlag, Nina steigt als Betriebsleiterin mit ein, und so starten die Zachers im April 1999 in einen neuen Lebensabschnitt.

Die St. Emmeramsmühle ist bei der Übernahme in erster Linie als Biergarten bekannt. Idyllisch am Isarkanal gelegen, zählt das Lokal an schönen Tagen zu einem beliebten Ziel beim Spaziergang in den Ausläufern des Englischen Gartens oder bietet einen gemütlichen Zwischenstopp auf der Radtour am Isarkanal entlang. Zu Beginn erleben die Wirtsleute umsatzstarke Tage mit brechend vollem Gastgarten – und einsame Abende bei schlechtem Wetter, an denen sie fast alleine dasitzen. Aus der Zeit der

Vorbesitzer haftet dem Lokal zunächst noch der Ruf einer »schlechten Küche« an – dem wollen sie mit aller Kraft entgegentreten. Neben dem obligatorischen Schweinebraten, dem Wurstsalat und den Rostbratwürsten, die in keinem Biergarten fehlen dürfen, wurden nun ebenfalls Gerichte der gehobenen Gastronomie serviert, in einem spannenden Mix aus bayerisch-mediterranem Crossover von Seeteufel über Kartoffelgnocchi bis zur Ente in Rosmarinsauce.

Gleichwohl, so Karl-Heinz, erfordert es einiges an Geduld: »Einen neuen Gast zu gewinnen ist anstrengend, verlieren dagegen kann man die Leute schnell. Wenn jemand sagt: ›Da war ich das letzte Mal vor zwanzig Jahren, da kann man ja nicht zum Essen hingehen!‹ bedarf es einiger Mühe, dieses Image wieder umzudrehen. In der traditionellen Gastronomie läuft es extrem langfristig. Wir wollten uns auch nicht auf eine Zielgruppe festlegen, sondern mit unserem Konzept alle ansprechen: Familien, junge Leute, Ältere. Irgendwann hatten wir es dann geschafft.«

Nina gilt schon bald als »Visitenkarte« des Hauses. Während Karl-Heinz eher im Hintergrund die geschäftlichen Fäden zieht, avanciert die attraktive Frau mit dem gewinnenden Lachen zum Gesicht der St. Emmeramsmühle. Immer top gestylt, natürlich im Dirndl, verkörpert sie das Bild der modernen bayerischen Wirtin: Offen, sympathisch, schlagfertig. Dabei wirkt sie stets authentisch, nicht zuletzt durch ihre ehrliche, durchaus direkte Art. Nina erfährt in dieser Zeit, wie sie auf andere wirkt. Sie weiß sich vor Menschen zu bewegen und verspürt keinerlei Berührungsängste. All das verleiht ihr später, im Verlauf ihrer Krankheit, im Umgang mit der Öffentlichkeit die nötige Sicherheit.

Als sich nach der ersten aufreibenden Zeit in der St. Emmeramsmühle die Situation konsolidiert, steht das nächste Abenteuer an: Nina ist schwanger mit ihrem ersten Kind. Eine aufregende Zeit und eine Entscheidung, die sich maßgeblich auf ihr bisheriges Leben auswirken wird. Die Arbeit in der Gastronomie ist extrem zeitintensiv. Würden sie alles unter einen Hut bringen können? Da Nina aus einer Scheidungsfamilie stammt, besitzt der Begriff eines »intakten Familienlebens« für sie einen hohen Stellenwert. Sie hat den Anspruch, dem in jeglicher Hinsicht gerecht zu werden. Ihren Kindern will so viel Liebe und Zeit schenken, wie irgend möglich. Ihnen Werte vermitteln und ihnen die Basis bereiten für ein eigenständiges, selbstbestimmtes Leben. Gleichzeitig ist ihr bewusst, dass der Schlüssel zu einem ausgeglichenen Familienleben in einer harmonischen und innigen Beziehung der Eheleute liegt. Dazu zählen Erfolg und Zufriedenheit im Beruf genauso wie persönlicher Freiraum. Die besondere Herausforderung dabei ist, dass beide alle Lebensbereiche miteinander teilen: die privaten wie die beruflichen und dass beides eng miteinander verwoben ist. Umso wichtiger erscheint es Nina und ihrem Mann, dass sie weiterhin neben gemeinsamen Bekanntschaften auch getrennte Freundeskreise pflegen und mit diesen eigene Unternehmungen planen. Nicht zuletzt legt das Paar großes Augenmerk auf ihr persönliches Beziehungsgefüge. Zwischen all dem Stress in der Arbeitswelt, der Organisation des Haushaltes und der Betreuung der Kinder könnte man sich leicht verlieren.

Nina und Karl-Heinz wollen dies keinesfalls riskieren und messen daher ihrer Zweisamkeit eine hohe Bedeutung zu. Der regelmäßige Austausch über Gedanken und Gefühle ist selbstverständlich, körperliche Nähe immer ein großes Bedürfnis, selbst nach der langen Zeit des Zusammenseins. Das Verreisen allein, ohne die Kinder, gehört mit zu ihren Ritualen, die ihnen absolute Zweisamkeit gewährleisten. Nicht zu vergessen: der Jour Fixe, den die beiden zu Beginn ihrer Beziehung ins Leben gerufen haben. Daran, so Karl-Heinz, hat sich über all die Jahre nichts geändert: »Wir haben von Anfang an einen gemeinsamen Abend in der Woche institutionalisiert, den Donnerstag, unseren ›Paarabend‹. Den haben wir immer eingehalten, egal, was sonst anstand. Der Donnerstagabend gehörte nur uns. In der Gastronomie arbeitet man zu unregelmäßigen Zeiten, oft an den Wochenenden, natürlich abends und nachts. Wir wollten uns nicht darauf verlassen, dass es schon irgendwie hier und da mit einem gemeinsamen Vormittag klappen würde. So haben wir uns diesen Freiraum geschaffen. Meist sind wir ins Kino gegangen oder zum Essen. Entscheidend dabei war, dass nur wir beide Zeit miteinander verbrachten.«

Es ist Ninas Idee, um sich nicht als Paar auf der Strecke zu verlieren – besonders dann, wenn Kinder da sind. Nach Helenas Geburt ist schnell klar, dass sie Geschwister haben soll. Der Nächste ist Lenny, dann folgt Luke und zuletzt Lola. Alle vier sind Wunschkinder, die mit großer Freude und Spannung erwartet werden.

Mein erstes Kind, meine hübsche Helena, die so tapfer mit ihren Handikaps die Hürden unseres kranken Schulsystems meistert und mir langsam, aber sicher über den Kopf wächst. Ein wunderbares Mädchen, das eine unglaubliche Sensibilität für Zwischenmenschliches hat, was mich sehr, sehr stolz macht, weil es mir zeigt, dass meine Erziehung fruchtet und ich es als so wichtig erachte, in unserer rohen und gleichgültig gewordenen Gesellschaft einfühlsam zu sein, und ich mir eine hohe soziale Kompetenz für meine Kinder wünsche.

Lenny, mein wunderbarer Sonnenschein, ist unglaublich gefühlvoll und zärtlich. Zweifelsfrei irgendwann ein gutaussehender Frauenschwarm! Ich wünsche mir sehr, er erhält sich sein gutes warmes Herz und bleibt immer ehrlich und geht mit denen, die ihn lieben, entsprechend gut, ehrlich und gefühlvoll um. Aber auch hier vertraue ich ganz auf unsere Vorbildfunktion.

Luke, mein kleiner Schmetterling, der mich über alles liebt und sicher eine »alte« Seele in sich birgt und atemberaubende wunderschöne lange Wimpern hat, um die wir ihn alle ein bisschen beneiden. Ich könnte fast täglich weinen, wenn er mir jeden Abend, nachdem ich ihn nach einer Gutenachtgeschichte seiner Wahl in seine Decke wickle und er mich zärtlich schmust und umarmt, im immer gleichen Wortlaut verabschiedet und mich daran erinnert, dass ich nicht vergessen darf, was wir vorhaben, wenn er bald groß ist: nämlich zu heiraten.

Und dann noch meine wunderhübsche kleine Lola, mein kleines kuscheliges knuffiges Wesen mit den riesig großen Rehaugen. Ein wunderbarer Minimensch, schön, liebevoll und entwaffnend ehrlich. Mein kleiner Engel. Wenn ich auch nicht immer sicher war, ob es die richtige Entscheidung wäre, noch einem weiteren Kind das Leben zu schenken, so bin ich jetzt, nach fast drei Jahren mit diesem Sonnenschein in meinem Leben, fest davon überzeugt, dass ohne sie alles unvollständig wäre. Unsere Familie ist erst mit ihr wirklich perfekt.

Wenn da nur nicht ...

Nach der Geburt der Kinder bleibt Nina zunächst zu Hause. Nach den ersten paar Monaten wechselt sich das Paar dann ab, Karl-Heinz übernimmt die Kinderbetreuung, so dass Nina arbeiten kann. Sind die Kinder etwas größer, besuchen sie den Kindergarten, Schule und Hort. Weitere Unterstützung findet das Paar zudem in einer jungen Frau, die zweimal pro Woche die Kinderpflege übernimmt und auch mal in Urlaubszeiten zur Verfügung steht. Natürlich gibt es anstrengende, harte Phasen, auch etliche Sorgen. Helena wird mit einer Hörschwäche geboren, die erst spät, nämlich kurz vor ihrem Schuleintritt diagnostiziert wird. Obwohl sich die Eltern bald sicher sind, dass ihr Kind nicht alles hören kann, finden die Ärzte keinen Anhaltspunkt. Karl-Heinz vermutet, dass Helena schon früh ihre Schwerhörigkeit durch Lesen von Lippenbewegungen und Gesten kompensiert, so dass sie bei Untersuchungen intuitiv erfasst, welche Aufgabe ihr gestellt wird und entsprechend reagiert. Nina und Karl-Heinz lassen Helena immer wieder untersuchen, jedes Mal ohne Befund. Erst als ein Spezialist einen Hörtest durchführt, bei dem sie sich alleine in einem abgeschirmten

Raum befindet, wird klar, dass das Mädchen kaum etwas hören kann. Kurz vor der Einschulung wird ihr endlich ein Hörgerät angepasst. Als sie an diesem Tag nach Hause kommt, stellt sie überrascht fest, dass das Wasser, das ihr beim Händewaschen über die Finger fließt, ja Geräusche macht.

Diese bittere Erfahrung trägt mit zu Ninas späterer Skepsis dem Medizinbetrieb gegenüber bei – und der Gewissheit, dass das Vertrauen auf das eigene Gespür eine hilfreiche Richtschnur sein kann.

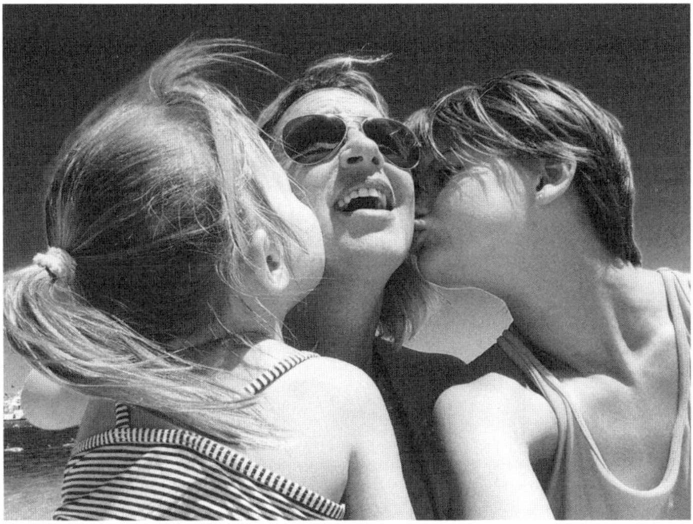

Auf der Suche nach Antworten

Ich flüchte mich immer öfter in Tagträume. Ich träume von der Zeit, in der mein Leben noch glücklich und unbeschwert war. Von der Zeit, in der ich noch Zukunftspläne geschmiedet habe. Heute sitze ich nun hier und denke daran zurück, wie unbeschwert und glücklich mein Leben war, als ich noch gesund war. Heute wache ich auf und bin manchmal gar nicht sicher, ob ich wirklich wach bin. Vor vielen Jahren bestand eine alte rumänische Frau darauf, mir aus der Hand zu lesen, ganz gegen meinen Willen. Sie sagte mir, dass mich ein langes Leben erwartet und ich zweiundachtzig Jahre alt werde. Ich kann mich damals als junge Frau noch erinnern, wie unmöglich ich es fand zu wissen, dass ich zweiundachtzig Jahre alt werden sollte! Ich stellte mir vor, wenn ich dann endlich zweiundachtzig wäre und täglich drauf warten würde, dass mein Leben vorüber wäre. Mir kam dieser Gedanke damals schon eigenartig vor, nun bin ich vierundvierzig und habe diesen Gedanken seit einem Jahr, täglich. Merkwürdig, wie das Leben manchmal so spielt.

Im Laufe des Jahres 2013 schlägt Ninas Bauchgefühl zunehmend mehr Alarm. Spätestens mit der Halswirbel-OP, der Reha in Bad Wiessee und den danach nicht eingetretenen Verbesserungen, ist der grauenhafte Gedanke an eine

ALS-Erkrankung zurück. Daheim in Ismaning tritt alles noch eklatanter zutage: Obwohl Nina sich weiterhin streng an das ärztlich verordnete Bewegungsprogramm hält, Rad fährt, läuft und ein spezielles Reha-Fitnessstudio besucht, macht sie körperlich keinerlei Fortschritte. Im Gegenteil, die Lähmungserscheinungen der oberen Gliedmaßen verschlimmern sich sogar. Karl-Heinz vermutet heute, dass das harte Training in dieser Zeit im Endeffekt kontraproduktiv für Ninas Krankheitsverlauf gewesen sein könnte: »Man könnte glauben, wenn die Muskeln trainiert werden, würde das die Entwicklung etwas verlangsamen. Ich fürchte, dass das Gegenteil eingetreten ist, denn es führt ja zu einer dauernden Überanstrengung.«

Entsprechend groß ist Ninas Enttäuschung: Obwohl sie so viel für sich und ihren Körper tut, sich bewusst ernährt und streng auf sich achtet, ist keine Heilung in Sicht. Mitte 2013 zeigt sich der rechte Arm stark gelähmt, auf der linken Seite ist bereits die Hand in Mitleidenschaft gezogen. Noch weisen die Beine keine Symptome auf. Karl-Heinz spürt, dass die Situation sich verschärft: »Bei all den Ängsten, die da gerade aufzogen, hieß es, dass wir als Paar jetzt bedingungslos zueinanderstehen mussten. Dazu zählte auch, dass wir Tacheles reden und der Realität ins Auge blicken mussten. Daher entschieden wir, im Herbst, nach den großen Ferien, noch einmal ganz neu auf die Suche nach dem Grund von Ninas Beschwerden zu gehen.«

Wenn Karl-Heinz heute Fotos aus diesem Sommerurlaub auf Ibiza betrachtet, fallen ihm Details auf, die deutliche Hinweise hätten geben können: Da ist Ninas ungelenke Fingerstellung, als sie versucht, ein Sektglas zu greifen. Die leicht abgeknickte, unnatürliche Handhaltung bei der Fahrt mit einem Boot. Zwar strahlt Nina auf den Bildern am Strand, im Pool und unter Palmen wie eh und je. Doch der Schatten, der aufzieht, wird zunehmend dunkler. Da sind die permanenten Muskelzuckungen. Die Muskeln erhalten durch die zunehmende Schädigung in den Schaltstellen immer weniger Impulse, so dass sie versuchen, mit Innervieren, also durch dauerhafte Nervenreize, ihrem kontinuierlichen Rückgang entgegenzuwirken. Nina spürt in ihren Händen eine ständige Kontraktion ihrer Muskeln. Gleichzeitig belastet und ermüdet diese Anstrengung die Muskulatur. Die Folge ist ein Schmerz, vergleichbar mit einem starken Muskelkater. Diese Empfindung wird sich in den kommenden Monaten auf alle betroffenen Körperregionen ausbreiten und erst enden, wenn der Muskel sich abgebaut hat und bewegungsunfähig geworden ist. Gleichzeitig versteifen zunehmend ihre Finger und Extremitäten. Irgendwann werden die Muskelgruppen durch spastische Lähmungen so stark verkrampft sein, dass sie nicht mehr in der Lage sein wird, sie zu strecken – was zu weiteren Schmerzen durch entsprechende Verspannungen führt.

Karl-Heinz weiß, dass er Nina die Sorge und vor allem die körperlichen Beschwerden nicht abnehmen kann. Aber er möchte ihr beistehen und schickt seiner Frau häufig liebevolle Botschaften:

Hallo mein Buddy,
hab heute was über die Liebe gelesen, habe uns gesehen:
Die Liebe strahlt etwas geradezu Unheimliches aus. Sie ist taub, sie ist blind, nie treibt sie ein Hintergedanke. Sie will lieben und sein und sich hemmungslos ausbreiten. Dabei ist es ihr vollkommen egal, wie ihr Gegenüber, das Ziel ihrer Sehnsucht, beschaffen ist: wie alt, wie schön, wie begehrenswert, wie berühmt, wie krank, wie gesund, wie vergessen, wie unansehnlich, wie nebensächlich. Sie geht hemmungslos drauflos – und liebt.

Im Herbst 2013 ist einmal mehr Geduld gefragt. Erneut führt Ninas Weg durch Wartezimmer und Arztpraxen. In der ungewissen Phase, die vor ihnen liegt, versichert sich das Paar immer wieder ihrer Gefühle und ihres gegenseitigen Vertrauens. So schreibt Karl-Heinz in dieser Zeit eine WhatsApp-Nachricht an seine Frau:

Ach Schnuppi, irgendwann werden wir rausfinden, was das ist, ganz sicher, und bis dahin Augen zu und durch. Ich bin auf alle Fälle da für dich. Ohne Limit.

Nina antwortet ihm:

Keine Ahnung, was mir fehlt, aber irgendwas stimmt da echt ganz und gar nicht.

Und später:

Heute Nacht innigste Liebe, ich bin gerade so glücklich, trotz der großen Sorgen.

Nach umfangreichen Untersuchungen in einem niedergelassenen Neurozentrum im Oktober soll es jetzt in ein großes Münchner Klinikum gehen. Die Überweisung dorthin ist von zwei Hinweisen begleitet: Einerseits gelte das dortige Team als renommierte »Neuro-Taskforce«, die erst lockerlassen würde, wenn eine Antwort gefunden wäre. Ein so komplizierter Fall wie der von Nina sei dort richtig aufgehoben. Andererseits, so heißt es warnend, solle sie sich darauf einstellen, dass man im Umgang mit den Patienten nicht gerade feinfühlig wäre. Wie sich herausstellen würde, sollten beide Aspekte zutreffen.

Der erneute Klinikaufenthalt beginnt am 28. November 2013. Nina schreibt ihrem Freundeskreis auf Facebook:

Unglaublich, aber wahr. 23 Ärzte waren bisher nicht in der Lage festzustellen, was mir fehlt. Jetzt kriegt ein weiteres Ärzteteam noch eine Chance ... bin gespannt.

Noch zeugen Reaktionen im Freundeskreis auf Facebook von heiterer Unbekümmertheit:

D: Klasse, kenn i aaa... Seit Anfang des Jahres HUSTEN ohne Ende und »es is nix«.
Nina: »Wenn es nur Husten wäre, ;-) würde ich mir keine Sorgen machen.

In der kommenden Woche betrachtet ein Team aus mehreren Ärzten Ninas bisherige Krankengeschichte, durchforscht ihre Symptome und führt verschiedene Tests durch. Die gesamte Diagnostikmaschinerie, die ein modernes Haus zu bieten hat, läuft. So wird z. B. die Nervenleitgeschwindigkeit gemessen, eine Bildgebung über Ninas Kopf mit einem Schädel-MRT erstellt und mit einer Liquor-Punktion das Nervenwasser analysiert. Viele der Untersuchungen dienen in erster Linie dazu, andere Erkrankungen – wie etwa eine Multiple Sklerose, einen Hirntumor oder eine Borreliose auszuschließen. Manches wurde bereits in der Vergangenheit bei Nina durchgeführt. Jedes Mal hatte man daraufhin zwar andere Krankheiten ausschließen können, aber kein Mediziner hatte ihr bisher eine klare Aussage zur ALS geben können, außer, dass eine Motoneuronenerkrankung durchaus möglich, aber eher unwahrscheinlich sei. Entsprechend entnervt ist Nina – sowohl von der Institution Krankenhaus, als auch von dem Berufsstand der Ärzte, die ihr seit Monaten keine klare Aussage liefern. Nina weiß zwar, wie wichtig die Untersuchungen jetzt sind und hofft auf entscheidende Erkenntnisse, trotzdem fällt ihr der Aufenthalt in der Klinik extrem schwer. Schon wieder getrennt von ihrer Familie, erneut in der Maschinerie eines Medizinbetriebes und wieder kostet es so viel Zeit. Da ist sie ganz froh, dass in diesen Tagen ein Termin liegt, der schon lange feststeht und auf den sie sich sehr gefreut hat. Am Abend des 10. Dezember 2013 ist der Besuch eines Fußballspiels des FC Bayern München in der Allianz Arena geplant, gemeinsam mit ihrer Freundin Beate. Die Ärzte legen zunächst ein Veto ein, denn aus versicherungstechnischen Gründen sei es unmöglich, dass sie die Klinik verlasse.

Nina zeigt sich allerdings kompromisslos: Egal, was da kommen möge, sie wird ins Stadion gehen, und niemand wird sie daran hindern können. Es ist mal wieder eine von Ninas typischen kurzen Pausen zum Durchschnaufen. Ein paar Stunden in der mitreißenden Atmosphäre des Fußball-Hexenkessels, an diesem Abend gespickt mit einem besonderen Highlight. Nina und ihre Freundin haben Plätze im Business-Bereich und treffen beim Betreten dieses Teils des Stadions auf den Präsidenten des FC Bayern München, Uli Hoeneß, mit einem Pulk von Autogrammjägern um sich herum. Spontan ruft Nina in ihrer direkten Art: »Geht's einmal weg da, und lasst's mal den Uli mit einer schönen Frau ein Foto machen!« So entsteht ein Foto mit einer lächelnden Nina neben einem etwas gedämpft dreinblickenden Uli Hoeneß, der gerade mitten in den Ermittlungen zum Vorwurf der Steuerhinterziehung steckt. Der FC Bayern verliert zwar an diesem Abend 2:3 gegen die Mannschaft aus Manchester City, da man in der Gruppenphase der Champions League trotzdem weiter ist, ist die Stimmung in der Allianz Arena entsprechend gut. Nina empfindet ihren Abstecher als kleine Auszeit von ihren Sorgen und postet noch in der Nacht das Foto mit Uli Hoeneß auf ihrer Facebook-Seite mit dem Kommentar: »Das hat mich den Horror der letzten Tage ein bisschen vergessen lassen.«

Als Nina am nächsten Morgen in die Klinik zurückkehrt, schlägt die Realität allerdings mit voller Wucht zu. Sie erhält die Mitteilung, dass für morgen ein Gesprächstermin geplant sei, zu dem sie bitte einen nahen Angehörigen mitbringen soll. Überreicht wird ihr diese Information mit den handschriftlichen Worten: »Do. 12.12. 16 Uhr. Gespr. Termin« auf einer formlosen, handgeschriebenen Haftnotiz mit dem Logo eines Pharmaherstellers.

Einem Menschen die Nachricht zu überbringen, dass er oder sie an einer todbringenden Krankheit leidet, gehört sicher nicht zu den Aufgaben, um die man sich reißen würde. Ebenso wenig, Angehörige damit zu konfrontieren, dass der geliebte Mensch an ihrer Seite bald sterben wird. Wer möchte die Fassungslosigkeit sehen, die Verzweiflung, die Wut, die Resignation, die eine solche Mitteilung auslöst? Wer die Tränen?

Und doch passiert es jeden Tag, überall, in Kliniken und Arztzimmern. Mal sitzt ein interdisziplinäres Team mit am Tisch, vielleicht ein Palliativmediziner, ein Psychologe, eine Seelsorgerin, um Beistand zu leisten für die Wucht der Botschaft. Um Raum zu geben für Gefühle und Fragen. Um den Schmerz, die Ohnmacht, die Trauer auszuhalten, die sich in diesem Moment entladen können. Manchmal führt jemand dieses einschneidende Gespräch allein, ohne Unterstützung aus einem anderen Fachbereich und wählt den denkbar ungünstigsten Ort für eine Besprechung dieser Dimension. So wie es Nina und Karl-Heinz haben erleben müssen.

Als die beiden am Nachmittag des 12. Dezember die Klinik betreten, tun sie dies sicher ohne jegliche Naivität, wie Karl-Heinz sich erinnert:

»Wenn es heißt: ›Bringen Sie bitte einen Angehörigen mit‹, weiß man schon, auf was es hinauslaufen wird. Nina war entsprechend angespannt, schließlich hatte sie in den letzten eineinhalb Tagen genug Zeit gehabt, alle möglichen Gedanken zu wälzen. Für das Gespräch wurden wir nicht etwa in einen Besprechungsraum oder in ein Arztzimmer gebeten, sondern der Arzt führte uns stattdessen in die öffentliche Besucherecke. Wir saßen also auf dem Gang und permanent liefen Patienten, Pfleger und Ärzte an uns vorbei. Auf den Tisch vor sich drapierte der Mediziner ein weißes DIN-A4-Blatt, zog einen Kugelschreiber aus der Brusttasche seines Arztkittels und fing an, etwas zu zeichnen. Schließlich kommentierte er seine Skizze mit den knappen Worten: ›Ja, Frau Zacher, da ist etwas im Gehirn, und da sind die Nerven, und irgendwie klappt das mit der Verbindung nicht so.‹ Nina und ich waren total perplex. Was genau wollte er uns damit sagen? Wir blickten ihn fragend an. Schließlich meinte er lapidar: »Die Diagnose ist ALS«. Nina war völlig entsetzt und fragte: ›Wollen Sie mir sagen, dass das jetzt mein Todesurteil ist?‹ Sie hakte nach, was das denn konkret bedeute? Was nun zu tun sei? Worauf der Arzt ihr folgenden Rat gab: ›Schauen Sie doch mal nach im Internet oder bei Google, da finden Sie Informationen und ALS-Ambulanzen.‹ Nina wollte sich damit nicht abspeisen lassen und wandte sich noch einmal an den Arzt: ›Sie unterbreiten mir mein Todesurteil, hier, auf dem Krankenhausgang und haben keinerlei Unterlagen oder Broschüren dabei, die Sie mir mitgeben können? Nichts an Hilfestellung? Mit so einer Diagnose kann man sich doch im Prinzip gleich umbringen!‹ Worauf der Arzt abwiegelnd reagierte: ›Jetzt bitte hier keine Übersprunghandlungen, reagieren Sie mal nicht über!‹ Mit diesem

Satz war das Gespräch beendet. Auf so eine furchtbare Art und Weise wurde Nina der Befund nahegebracht, es war eine Sache von gerade mal ein paar Minuten. Danach wollten wir nur noch raus aus dem Krankenhaus.«

Das Ehepaar steht auf und verlässt sofort die Klinik. Auf dem Weg nach unten treffen sie im Aufzug einen Professor, der ebenfalls an Ninas Untersuchungen beteiligt gewesen war und dem die finale Diagnose sicher bekannt ist, schließlich hat er den ärztlichen Bericht auch unterschrieben. Er sieht kurz zu ihr herüber, ohne sie zu grüßen oder auch nur ein Wort zu sagen. Stattdessen dreht er sich weg und blickt stumm auf den Boden. Wenn Karl-Heinz heute an diesen Moment denkt, kann er die gefühllose Situation in der Klinik nur als eine Art Schutzmechanismus der Ärzte interpretieren:

»So versiert manche Mediziner auf ihrem Fachgebiet sein mögen, im Umgang mit den Patienten versagt bei einigen das Gespür für den Moment und die Empathie für den Menschen. Vielleicht ist es für manche Mediziner der einzig mögliche Weg, diesen schweren Aspekt ihres Berufes überhaupt aushalten zu können; schließlich liegt ihr Fokus im Berufsleben auf der Heilung, nicht auf der Kapitulation vor einer unbesiegbaren Krankheit.«

Und doch würden sich die Betroffenen in diesem Augenblick mehr Menschlichkeit wünschen. Nina formuliert es in einem Interview in der Zeitschrift »myself« 2015 klar: Es bedürfe gar nicht viel, lediglich eines kleinen Zeichens der Anteilnahme: »Ich hätte nur Ehrlichkeit gewollt. Ein einfaches: *Tut uns leid, wenn Sie Fragen haben, rufen Sie an.*«.

Vor der Tür müssen Nina und Karl-Heinz erst einmal

innehalten. Sie stehen einfach da, wortlos, stumm. Das, was Nina so lange befürchtet hat, ist ab jetzt kein Verdacht mehr, sondern bittere Realität. Nina hat ALS. Sie wird kontinuierlich die Kontrolle über ihren Körper verlieren. Ihre Zeit wird sehr begrenzt sein. Nina wird sterben. Ein großer Schock für das Ehepaar, wie sich Karl-Heinz erinnert:

»Irgendwann sind wir dann heimgefahren. Ich fühlte mich wie in einer Blase. Nina war gefasster als ich, sie hatte das ja geahnt, aber ich selbst wollte es die ganze Zeit noch nicht wahrhaben.« In einem Brief schreibt Nina einem Freund, der ebenfalls an ALS erkrankt ist:

> *In Wahrheit, lieber Christian, wusste ich das spätestens seit der Befragung des Internets Anfang 2013. In allen Arztberichten stand, eine Motoneuronenerkrankung könne nicht ausgeschlossen werden. Dennoch waren alle Ärzte zu feige und warteten ab, statt mir diese HWS-OP zu ersparen, nur weil sie es nicht wahrhaben wollten, dass eine jüngere Frau auch schon eine solch tödliche Krankheit haben könnte. Alles Deppen, diese Ärzte. Nach der Diagnose war klar: die Zeit, die bleibt, nutzen.*

Wie ernst es Nina mit dem Vorsatz, die Zeit zu nutzen ist, zeigt sich noch am Tag der Diagnose. Das Paar hat abends noch einen schon lange ausgemachten Termin, ein Essen mit den ehemaligen Kollegen aus dem Café Neuhausen, mit dem sie bis Ende 1998 zusammengearbeitet haben. Das Team von damals hat sich gut verstanden und pflegt noch immer engen Kontakt. Die Treffen, die nach all den Jahren immer noch stattfinden, haben für alle einen hohen Stellenwert. Karl-Heinz, aufgewühlt durch die gerade offenbarte furchtbare Nachricht, möchte den Termin am liebsten absagen. Aber, so Karl-Heinz, Nina ist strikt dagegen: »Sie wollte sich diesen ihr so wichtigen Abend nicht vermiesen lassen. Zudem hatte sie Sorge, dass sie die Menschen in dieser Konstellation vielleicht nie wieder sehen würde. Also gingen wir hin. Natürlich hatte es durchaus etwas Skurriles – man sitzt am Tisch mit zwölf Leuten, es wird geredet, gelacht und Nina mittendrin, die gerade erfahren hat, dass sie bald sterben muss. Sie hat das von Anfang an nicht verheimlicht, sondern sich an dem Abend einigen Leuten in privaten Gesprächen anvertraut. Die Bestürzung war entsprechend groß, natürlich gab es auch Tränen. Wir sind dann auch nicht lange geblieben. Aber so war Nina: Sie brauchte die ein, zwei Stunden in diesem Kreis, um punktuell abzuschalten und sich für kurze Zeit von all dem abzulenken.«

Wie schafft es eine Frau, an dem Tag, an dem sie Gewissheit über ihre tödliche Krankheit erhält, sich mit Freundinnen und Freunden in einem Restaurant zu treffen? Wie ist das vorstellbar? Ein Blick in Ninas Aufzeichnungen liefert Hinweise:

Ich erinnere mich gerne an die Samstagabende in den späten siebziger Jahren, an denen ich bei meiner Mutter in den Arm gekuschelt auf der Couch lag, und wir die Ziehung der Lottozahlen verfolgten. Immer wieder schwelgten wir beide in den buntesten Phantasien, was wir mit dem vielen Geld nur anstellen würden, wenn wir beim Vergleichen unserer gemachten Kreuze endlich einen Sechser, vielleicht sogar mit Zusatzzahl hätten? Diesen Traum, denke ich, kennen viele von euch ebenfalls. Man kündigt den Job, sagt dem Chef mal anständig die Meinung, endlich die Traumreise, die man sich sonst nie hätte leisten können. Man baut sich die schönsten Häuser, mit den tollsten Gärten und fährt endlich sein Traumauto. Heute denke ich lächelnd zurück, denn in Wahrheit habe ich alles, was ich brauche (und noch viel mehr), auch ohne diesen Jackpot selbst erreicht. Und deshalb habe ich auch noch nie Lotto gespielt. Die nächste Spinnerei ist etwas ernsthafter und die kennt wohl auch jeder. Man verspürt seit längerem ein Zwicken hier und Zwicken dort und geht mit einem unguten Gefühl zum Arzt, der einen mit ernster Miene umfangreich untersuchen möchte. Einige Tage später sind die Ergebnisse der Untersuchungen ausgewertet und mit einem flauen, ja schon mit Angst erfüllten Gefühl im Bauch betritt man die Arztpraxis erneut. Man stellt sich vor, wie der Arzt einen bittet, sich niederzusetzen, die Arme mit ernster Miene verschränkt und einem mit betretenem Gesichtsausdruck plausibel versucht zu erklären, dass man lebensbedrohlich schwer erkrankt ist, oder dass er ein inoperables Leiden festgestellt hat. Was würde man dann tun? Wie würde man reagieren? Springt man nach der Diagnose sofort vom nächsten Hochhaus (deshalb bitten die Ärzte meist im Vorfeld, einen Angehörigen mitzubringen)? Greift man nach jedem erdenklichen Strohhalm, den die Medizin oder im Speziellen: die Pharmaindustrie einem anbietet und somit eher Leiden verlängert, als die Lebensqualität erhält? Beide Szenarien, die ich hier beschrieben habe, kennt jeder von euch! Doch eines sei gewiss und glaubt mir, ich weiß, von was ich spreche: Im Zweifelsfall entscheidet man sich sowohl beim Lotto-Jackpot als auch bei der Nachricht, dass man bald sterben wird, auf jeden Fall anders, als man es jemals in Gedanken vorher durchgespielt hat.

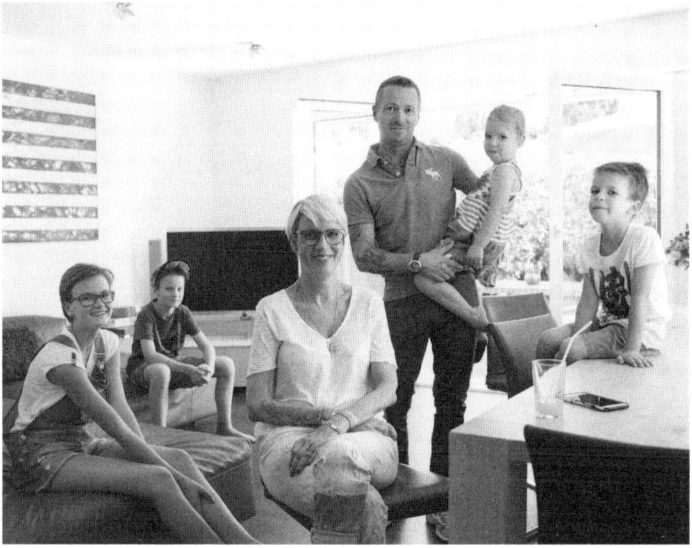

Mama stirbt

Was ich meinen Kindern noch unbedingt für ihr Leben mitgeben möchte:
Berühre nie ein Herz, das du nicht lieben kannst und wenn doch, behandle die Herzen, die dir zufliegen, immer mit Respekt und Achtung. Sie wurden dir mit voller Liebe geschenkt, und deshalb ist es wichtig, sie nicht zu verletzen. Herz- und gefühllose Menschen gibt es schon genug. Wirklich besonders bist du erst dann, wenn du respektvoll und achtsam mit deinen Mitmenschen und deren Gefühlen umzugehen weißt. Geh mit gutem Beispiel voran, auch wenn du dich dabei oft alleine fühlen wirst. Behandle dein Gegenüber stets so, wie du selbst behandelt werden möchtest, was nicht heißt, dass du die Wahrheit verleugnen sollst. Dann wirst du ein Leben führen, in dem du dich mit gutem Gewissen jederzeit im Spiegel anschauen kannst.

Wenn es eine emotionale Zeit im Jahr gibt, dann ist es zu Weihnachten. Im Radio laufen Songs von heiler Welt, das Fernsehen zeigt rührselige Filme mit Happy End und die Werbung präsentiert jede Menge Spots mit glücklichen, intakten Familien. Kindergärten und Schulen laden zu Weihnachtsfeiern, bei denen der eigene Nachwuchs andächtig singt und musiziert oder als niedlicher Engel auf der Bühne steht. Alle Welt träumt von leuchtenden Gesichtern am Heiligen Abend, mit einer friedlich und vollzählig vereinten Familie unterm Tannenbaum. Wenn man sentimental sein darf, dann jetzt.

Schon so birst der Dezember schier vor Gefühlsüberfrachtung. Wie aber fühlt es sich an, wenn im Dunkeln liegt, wie viele dieser besonderen Feste man überhaupt noch erleben wird? Wenn sich Bilder dazwischenschieben von zukünftigen Weihnachtsabenden ohne die geliebte Mama?

Nina, die ihre Diagnose kurz vor dem dritten Advent 2013 erfährt, legt ihr Augenmerk frühzeitig auf das Hier und Jetzt. Sie schreibt am 16. Dezember an Karl-Heinz: »Jetzt mach ma uns a schöne Weihnachtszeit mit die Kinder, gell«. Noch wissen die vier nichts von den Untersuchungsergebnissen aus der Klinik: »Zunächst weihten wir nur einen sehr kleinen Kreis ein, wobei das Umfeld rund um unsere Kinder zu deren Schutz praktisch ausgeklammert war. Sie sollten es auf gar keinen Fall von jemand anderem erfahren als von uns. Wie und wann das sein würde, konnten wir noch nicht übersehen, denn es war klar, dass ein solch tiefgreifendes Gespräch richtiger Vorbereitung bedarf. Der Gedanke, dass Mama oder Papa eines Tages nicht mehr da sein könnten, existiert in der kindlichen Vorstellung nicht. In dieser Lebensphase stellt die Familie das Zentrum des Universums dar, nichts an dieser Konstellation wird in Frage gestellt. Aber gerade weil die Kinder Ninas Beschwerden in all den Monaten miterlebt hatten, zogen sie nach der Halswirbelsäulen-OP zunächst eine andere Schlussfolgerung. Sie hatten Nina im Krankenhaus quasi bewegungsfähig erlebt, dann etwas mobiler mit Halskrause in der Reha und schließlich, wie gewohnt, aktiv zu Hause. Sie empfanden sie also durchaus auf dem Weg der Besserung und dachten: *Mama ist operiert, jetzt ist sie wieder daheim, sie macht ihr Training, also ist alles wieder okay.*«

Eines der Kinder allerdings entwickelt schon früh die Befürchtung, dass dies ein Trugschluss sein könnte. Helena, die Älteste, zu diesem Zeitpunkt zwölf Jahre alt, erinnert sich:

»Ich weiß nicht, warum, aber irgendwas habe ich da gespürt. Als das am Anfang mit dem Daumen losging, dachte ich zunächst noch: *Das ist irgendetwas Kleines.* Doch dann kam dieser Moment, wir saßen im Wohnzimmer, auf unserem Kuhfellteppich und spielten miteinander. Plötzlich sagte ich: *Mama, du musst mir versprechen, dass du nicht stirbst.* Ich habe nicht die geringste Ahnung, was mich dazu brachte, diesen Satz zu sagen, er war einfach da. Mama antwortete darauf: *Nee, nee, mach dir keinen Kopf, alles wird gut!* Von da an wiederholte sich dieses Gespräch immer wieder, es war wie ein Mantra. Jedes Mal lautete ihre Reaktion: *auf gar keinen Fall!* Bis sich eines Tages etwas veränderte. Plötzlich gab sie mir keine eindeutige Antwort mehr darauf. Mit dem Tag der Diagnose konnte sie mir das Versprechen, dass sie nicht stirbt, nicht mehr geben. Hätte sie es davor schon gewusst, hätte sie das auch niemals gesagt, da bin ich mir sicher. So aber spürte ich, dass da etwas ist. Tief in meinem Herzen ahnte ich schon länger, was kommen würde.«

Nina möchte ihrer Tochter nichts vormachen – und sie trotzdem noch nicht mit der schrecklichen Wahrheit konfrontieren. Nina selbst muss ja überhaupt erst einmal die Dimension dieser Nachricht realisieren: sterben zu müssen. Wann und unter welchen Umständen? Wie viel Zeit wird ihr bis dahin bleiben? Wie wird es sich anfühlen? Welche Qualen stehen ihr noch bevor? Wie soll es mit der Familie weitergehen, in der Zeit der Erkrankung – und erst recht danach? Viele Fragen, auf die es erst Antworten geben wird, wenn es so weit ist. Situationen, die man erst dann beurteilen kann, wenn man drinsteckt. Ein Prozess, bei dem man einen Schritt nach dem anderen bewältigt, ohne das ganze Ausmaß zu kennen. Und, so Karl-Heinz heute: »Das ist auch gut so.«

Noch zeigen sich die Zachers nach außen wie immer. Am dritten Adventssonntag, drei Tage nach ihrem finalen Befund, stellt Karl-Heinz ein Video auf YouTube. Man sieht Lola, die Jüngste, die versucht, eine Kerze auszupusten. Immer wieder bläst die Zweijährige mit ernstem, angestrengtem Gesichtsausdruck in Richtung der Kerze – zunächst erfolglos. Angefeuert von ihren Geschwistern und Eltern schiebt sie schließlich die Kerze näher, erhebt sich aus ihrem Stuhl und schafft es, unter Beifall der anderen die Kerze zu löschen.

Auch das Foto von Heiligabend 2013 bildet die perfekte Familie ab. Nichts deutet darauf hin, dass etwas anders sein könnte als in den Jahren zuvor: Neben einem kleinen geschmückten Baum liegen bunt verpackte Pakete. Auf den Gesichtern der vier Kinder das erwartungsfrohe, gespannte Lächeln der Vorfreude auf die kommende Bescherung. Dazwischen Nina. Nina, die fest entschlossen ist, Abende wie diesen zu feiern. Den Augenblick zu zelebrieren. Sich nach der Intensität des Moments auszurichten, nicht nach seiner Vergänglichkeit. Nina, die in ihren Aufzeichnungen über das Ende ihres ungewissen Weges schreibt:

> Bis dahin lass ich die Sau so hoch fliegen, wie ich sie werfen kann ... und genieße die wenigen unbeschwerten Momente, so gut ich kann. Keep on rocking.

Das Jahr 2014 beginnt nicht gerade, wie man es von einer »Todgeweihten« erwarten würde. Nina ist auf Achse. Nach dem obligatorischen Skiurlaub in den Weihnachtsferien mit der Familie in Sölden startet das neue Jahr mit einem großen Feuerwerk daheim in Ismaning. Nina besucht mit Karl-Heinz in London ein Konzert der Band Maroon 5, bald darauf fliegt das Paar nach Südafrika. Die Bilder auf Facebook zeigen ein inniges, glückliches Paar, entspannt, gechillt und gutgelaunt am Strand oder beim Sightseeing. Die beiden buchen einen Hubschrauberflug, fahren mit der Seilbahn auf den Tafelberg und besuchen ein idyllisches Weingut. Nina scheint alles um sie herum in sich aufzusaugen. Jetzt kann sie noch problemlos reisen, alleine in einen Helikopter einsteigen, ihr Weinglas selbst halten und ihren Mann mit eigener Kraft umarmen. Sie kann Karl-Heinz mit ihren Händen, ihren Fingern, ihrem Mund berühren, Zärtlichkeiten mit ihm austauschen. Wer weiß, wie lange das noch so bleibt? Wann wird Nina die Kontrolle über die Motorik ihrer Hände verlieren? Wann wird sie das letzte Mal in der Lage sein, ein Glas zum Munde zu führen? Wann werden ihre Beine versagen und sie im Rollstuhl sitzen? Muss sie dann jemand ins Flugzeug tragen? Wie erniedrigend wird es sich anfühlen, für jede kleinste, noch so alltägliche Bewegung die Hilfe eines anderen Menschen zu benötigen?

Nina will jeden Moment ihrer noch bestehenden Unabhängigkeit auskosten. Heute und hier. Und nicht morgen und dort. Zurück in Ismaning, wird bei ersten Anzeichen von schönem Wetter das Cabrio zu einem spontanen Ausflug an einen der Seen im Umland gestartet. Oder die ganze Familie wird in den Van gepackt und zu einem der Münchner Hausberge gefahren.

Im April geht es mit ihrem Mann zu einem Trip nach New York. Die Fotos zeigen Nina mondän mit Fellmantel in der New Yorker U-Bahn, lässig mit schwarzer Lederjacke zwischen zwei New Yorker Cops und verträumt mit Karl-Heinz am Central Park See. Nina und Karl-Heinz fahren zu Anil Guptas Inkline Studio in Manhattan. Der Künstler hat sich einen Namen damit gemacht, die Gemälde alter Meister als Tattoos zu reproduzieren und hat Nina bereits bei einem früheren Besuch ein Tattoo gestochen. Jetzt wollen Nina und Karl-Heinz ein Zeichen auf ihrer Haut, das ihr Schicksal widerspiegelt und ihren Gefühlen Ausdruck verleiht. Nina erzählt Anil Gupta von ihrer Diagnose. Er versteht sofort. Vielen in Amerika ist die Erkrankung »ALS« ein Begriff und dort vor allem unter dem Namen »Lou Gehrig's disease« bekannt. Gehrig, ein berühmter Baseballstar, erkrankte noch während seiner aktiven Spielzeit und starb unter großer Anteilnahme der Öffentlichkeit im Jahr 1941 im Alter von 37 Jahren.

Nina und Karl-Heinz führen ein ausgiebiges Gespräch mit dem Tätowierer. Nina wünscht sich auf jeden Fall einen Totenkopf. Karl-Heinz hat keine konkreten Vorstellungen und will sich überraschen lassen. Man verabredet sich für den übernächsten Tag zur Sitzung, wenn Anil dem Paar seine Ideen und Entwürfe präsentieren wird: Für Nina schlägt er einen Totenkopf aus Blüten vor. Das Motiv ist angelehnt an die mexikanische Figurenwelt des alljährlichen Día de los Muertos, des »Tags der Toten«. Rund um Allerheiligen feiert man in Mexiko seit jeher den Glauben, dass die Verstorbenen einmal im Jahr zu einem Wiedersehen zu ihren Familien zurückkehren dürfen. Die fröhlichen Feiertage sind begleitet von Musik, Tanz und jeder Menge Essen, darunter farbenfrohen Leckereien wie Totenköpfen aus Zucker und Särgen aus Marzipan. Besonders markant und inzwischen weltweit berühmt sind die bunten, oft mit floralen Mustern bemalten Schädel. In Ninas Heimat Bayern kennt man ebenfalls das Brauchtum ornamentaler Verzierungen auf Totenschädeln. Hauptsächlich praktizierte man diese Tradition im Alpenraum im 19. Jahrhundert. Wurde auf den kleinen Bergfriedhöfen ein neues Grab benötigt, exhumierte man die Gebeine von inzwischen skelettierten Verstorbenen und verbrachte sie ins Beinhaus. Bevor sie hier ihre letzte Ruhe finden sollten, wurden sie beschriftet oder bemalt, denn der Verwesungsprozess hatte die Verstorbenen in gleichförmige, verwechselbare Skelette verwandelt. Die Bemalungen mit Jahreszahlen, Kreuzen oder Blumen gaben den Toten ihre Identität und Individualität zurück.

Als Nina und Karl-Heinz ins Studio kommen, zeigt

Anil seine Skizzen: Ninas Tattoo ist ein aus Blumen geformter Totenschädel mit zwei Rosen als Augen, auf der Stirn einen Blütenkranz und im Zentrum ein rotes Herz. Sie ist begeistert, und auch Karl-Heinz stimmt dem für ihn gestalteten Entwurf sofort zu. In der schwarzweiß gehaltenen Tätowierung wird eine Sanduhr von blanken Knochen und einer DNA-Helix umklammert. Wie Dornen bohren sich deren stacheligen Ausläufer ins Fleisch. Das Motiv lässt viele Assoziationen zu: Da sind die Gene, die, weitergegeben an die Kinder, das Paar auf ewig miteinander verbinden werden. Da ist der Schmerz, der sich unaufhörlich unter die Haut gräbt. Da ist die Zeit, die ihnen durch die Finger rinnt, in der Uhr visualisiert durch fallende Blütenblätter. Die meisten sind bereits verbraucht. Auch auf Ninas Tattoo verliert eine Blüte ihre Blätter und offenbart damit ihre Vergänglichkeit. So unterschiedlich die beiden Tattoos sein mögen, sie sind dennoch miteinander verknüpft. Verbundenheit zu Nina steht bei Karl-Heinz sogar auf seiner Haut geschrieben. Die Knochen, die die Sanduhr einrahmen, formen ein »W« und ein »M« – WOMAN und MAN. Eine Frau und ein Mann, die in ihren vier Kindern weiterleben werden.

Als Nina über ihren Besuch im Inkline Studio auf Facebook schreibt, begleitet sie den Post mit dem William-Faulkner-Zitat: »Wenn ich die Wahl habe zwischen dem Nichts und dem Schmerz, dann wähle ich den Schmerz.«

Über ihren Gesundheitszustand lässt Nina zunächst allerdings nur vage Andeutungen verlautbaren. Über ihrem Foto mit den beiden New Yorker Polizisten steht: »Diesmal fällt mir der Abschied besonders schwer, weil es wohl das letzte Mal für mich war, hier zu sein. Trotzdem sehe ich es als großes Geschenk an, sich von allem, was man so sehr liebt, verabschieden zu können.« Aufmerksame Betrachter können auf dem dazugehörigen Bild Ninas verkrampfte Handhaltung erkennen. Oder, wie auf einem anderen Foto auf der Brooklyn Bridge, ihre eigentümlich abgespreizten Finger. Interessierte erhalten bei Nachfrage von ihr privat eine entsprechende Antwort; öffentlich verliert sie selbst gegenwärtig noch kein Wort zu ALS. Gleichwohl blitzen zwischen den Schnappschüssen im ersten Halbjahr 2014, den kleinen aufregenden und eindringlichen Momenten, die sich das Paar in ihren Ausflügen zu zweit oder in den Ferien gemeinsam mit den Kindern gönnt, Melancholie und Ernsthaftigkeit auf. Immer wieder tauchen auf ihrer Facebookseite Sinnsprüche und Lebensweisheiten auf, die offenbaren, dass es da nicht nur die lebenshungrige, ausgelassene Nina gibt, sondern ebenso die nachdenkliche, sorgenvolle:

> Es wäre toll, wenn man in jeder auch noch so unbehaglich erscheinenden Situation immer noch das Gute sehen könnte. Es wäre wunderbar, jeden Tag bewusst nutzen zu können, als einzigartige Gelegenheit, das Leben zu genießen.

Nina signalisiert mit diesem Zitat des Erfolgsautors und Psychiaters Jorge Bucay aus seinem Buch: »Drei Fragen: Wer bin ich? Wohin gehe ich? Und mit wem?«, dass in ihrer Gedankenwelt nicht nur Sommer, Sonne, Sonnenschein und der nächste Liegestuhl eine Rolle spielen, sondern dass sie sich mit tiefgreifenden Themen des Lebens beschäftigt.

Nina liest viel in dieser Zeit, besonders mag sie Sergio Bambaren, der sich in seinen Büchern mit verpassten Chancen, Zielen und Träumen der Menschen befasst. Nachhaltig berührt ist sie von dessen Werk »Lieber Daniel: Briefe an meinen Sohn«. Darin notiert Bambaren seine persönlichen Erinnerungen in Briefform, um sie für seinen kleinen Jungen zu bewahren. Der eigenen Familie etwas zu hinterlassen – ein Gedanke, der Nina elektrisiert. Das Grübeln darüber, was wohl von ihr im Gedächtnis bleiben wird, ist ihr schmerzlich vertraut: Wie wird sie sich ihren Kindern einprägen? Welchen Rat wird sie ihnen noch mitgeben können, welche Hilfe? Wird Lola, die Jüngste, sich überhaupt richtig an ihre Mama erinnern können? Nina sucht Fragen und Antworten im Lesen und im Nachdenken. Sie schreibt in ihren Memoiren im Frühsommer 2014:

Zu meiner neu hinzugewonnenen Philosophie:
Mein Mann, glaube ich, liebt diese neue Seite an mir sehr. Wahrscheinlich ist es der einzig positive Nebeneffekt meines schrecklichen Schicksals, dass ich mich so in diese philosophische Richtung verändert habe. Es selbst an mir erlebt zu haben, dass uns keine Grenzen gesetzt sind, auch wenn wir, wie ich, dazu »gezwungen« werden. Es gibt keine Hindernisse oder Widerstände, die das aufhalten können. Wie für mich, muss die Fähigkeit zur extremen Veränderung und Weiterentwicklung also für alle Menschen auf dieser Welt gelten. Leider, so habe ich erfahren müssen, haben die allerwenigsten Menschen den Drang oder die Fähigkeit, sich zu entfalten, oder sie nutzen es schlichtweg einfach nicht – ehrlicherweise, so wie ich auch vor meiner Erkran-

kung, verharren sie in Bekanntem. Wahrscheinlich ist es einfach nur der Zufall oder das Schicksal, das einem diese Entscheidung abnimmt. Mit meinem jetzigen Wissen muss ich mir zwangsläufig die schwierige Frage stellen, was wäre aus mir geworden, wie hätte ich mich entwickelt, und wie wäre mein Leben und das meiner Familie denn verlaufen, ohne …?

In Nina wird ein Prozess in Gang gesetzt, der sie zu den essentiellen Fragen führt: Welcher Sinn verbirgt sich in unserem Dasein? Was in unserem Leben ist von wirklichem Wert? Wie stellen wir uns einer persönlichen Krise? Wie begegnen wir unseren Mitmenschen – und sie uns? Was wird von uns bleiben?

Sie beginnt, ihre Gedanken aufzuschreiben. Manches für sich privat, anderes für ihren Freundeskreis auf Facebook. Sukzessive wird der sich erweitern, weil Menschen auf ihre Worte aufmerksam werden, bis schließlich, kurz vor ihrem Tod, 30 000 Follower ihre Seite abonniert haben.

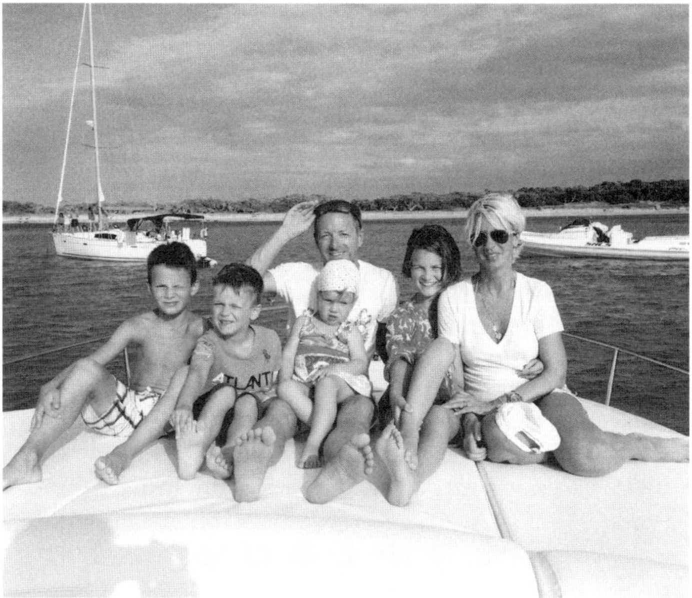

Ein schweres Gespräch

Das absolut größte Geschenk in meinem Leben – neben meinem Mann – sind meine Kinder.

Trotz aller Strapazen während der Schwangerschaft und in der ersten Zeit nach der Geburt war ich wie ein Junkie. Ich konnte es nicht lassen, und nahm es immer wieder erneut auf mich, um meine Sehnsucht nach einer großen Familie zu stillen. Jetzt blicke ich oft sehnsüchtig zurück, auf der Suche nach der schönen Zeit, als ich mich noch bewegen konnte und mit meinen Kindern sorglos toben und spielen konnte.

Ich beweine auch die unabänderliche Tatsache, dass ich die ersten »pickeligen« Freunde meiner Kinder nicht mehr kennenlernen werde, ihre Tränen nach dem ersten großen Liebeskummer nicht mehr trocknen kann und gerade da, wo man das Gefühl hat zu sterben und die Welt für einen Moment stehen bleibt, ihnen sagen zu können, dass es weitergehen wird, auch wenn es im Moment nicht so scheint. Dass der Mensch, den sie liebten und der ihr Herz berührt hat, nun trotzdem für immer in ihrem Leben einen Platz haben wird, und dennoch der Schmerz von Tag zu Tag leichter werden wird ... Ganz sicher, auch wenn die Zeit bis dahin endlos scheinen mag.

Wer wird das nur für mich übernehmen, wenn ich nicht mehr da bin? Ich befürchte, mein früher Tod wird das Leben meiner Kinder nachhaltig prägen. Ich wünschte so sehr, ihnen das irgendwie ersparen zu können.

Schon früh steht für Nina fest, dass sie ihr Schicksal auf Dauer nicht verheimlichen will:

»Diese Haltung war sicher ihrer Persönlichkeit geschuldet. Meine Frau wollte sich nicht verstecken, es nicht als Makel empfinden, sich durch die Krankheit nicht entwerten lassen. Allerdings muss man eine solche Diagnose zuallererst mal selbst verarbeiten. Da stürmen so viele Fragen auf einen ein, ein Berg an Emotionen, dazu jede Menge Unsicherheiten. Erkennen zu müssen, dass die Zukunft, die immer so selbstverständlich schien, verloren ist. Erst dann folgte irgendwann der nächste Schritt: Wie sollen wir das den Kindern vermitteln?«

Dass die Kinder eines Tages die Wahrheit erfahren, steht außer Frage. Sie sollen die Chance haben, bewusst Anteil an Ninas Weg nehmen zu können und sich nicht ausgeschlossen fühlen. Nina und Karl-Heinz wissen, dass Kinder unterbewusst sehr viel mehr spüren, als viele Erwachsene es ihnen zutrauen. Man kennt die Geschichten, in denen Eltern aus Sorge, sie könnten ihre Kinder verstören, die lebensbedrohliche Krankheit eines Elternteils verschweigen. Dass manche Kinder, wenn überhaupt, erst kurz vor dem Tod mit der Realität konfrontiert werden und ab da immer mit dem Gefühl leben werden, dass sie belogen wurden und dass sie Chancen verpasst haben. Fehler wie diese wollen Nina und Karl-Heinz keinesfalls begehen: Sie möchten Lola, Luke, Lenny und Helena mit ihrem Recht auf bewusste Erinnerung, Abschied und Trauer ernst nehmen und sie durch kindgerechte und altersgemäße Offenheit einbinden. Schon direkt nach der Diagnose bahnen sie dies vorsichtig an: »Ab da begann ich mich ausführlich mit der ALS zu beschäftigen, was die Kinder natürlich mitbekommen haben. Immer wieder fiel dieser Begriff, und wir führten auch vor den Kindern Gespräche über Arzttermine, Behördengänge oder anstehende Termine. Parallel kommunizierten wir stückchenweise, dass Mama nicht nur krank, sondern sehr schwer krank ist. Was die Krankheit allerdings final bedeutet, konnten wir ihnen erst einmal nicht erzählen. Vor der Mitteilung, dass die Mutter stirbt, hast du einen Riesenbammel, weil du es ja selbst nicht wahrhaben kannst.«

Im Sommer 2014 – die Familie verbringt die Ferien auf Ibiza – rückt die Amyotrophe Lateralsklerose plötzlich in den Fokus der Öffentlichkeit. Auslöser ist die »Ice Bucket Challenge«, eine aus den USA stammende Spendenkampagne zugunsten der ALS-Forschung. Zahlreiche Prominente und Nichtprominente veröffentlichen in den sozialen Netzwerken Videos, auf denen sie sich einen Eimer Eiswasser über den Kopf gießen, eine Spende an eine ALS-Organisation ankündigen und mindestens drei weitere aus ihrem Freundeskreis nominieren, die es ihnen gleichtun sollen. Die Aktion, die auf die seltene Erkrankung aufmerksam machen soll und enorme Summen generieren wird, ist der virale Hit des Sommers. Von Facebook-Gründer Mark Zuckerberg über Bill Gates, bis hin zum prominentesten ALS-Betroffenen, dem Physiker Stephen

Hawking (dessen drei Kinder die Eiswassertaufe übernehmen, während er deren Challenge anmoderiert) – viele schließen sich der Aktion an. YouTube und Facebook sind voll von Clips mit Menschen, die sich erst mit eiskaltem Wasser übergießen lassen, um danach laut zu quieken oder sich pitschnass in Siegerpose zu präsentieren.

Das Paar erkennt eine sich bietende Möglichkeit, die ganze Wahrheit darzulegen:

»Uns war klar, dass wir es nicht mehr lange von den Kindern fernhalten konnten. Sie erlebten ja, wie es zunehmend schlechter wurde. Irgendwann musste es passieren, und mit der Ice Bucket Challenge und dem ganzen Hype drum herum war uns nun etwas an die Hand gegeben.«

Die abgeschiedene Finca auf Ibiza ist für die Kinder eine vertraute Umgebung, fast wie ein zweites Zuhause. Nina und Karl-Heinz spüren, dass hier in der Urlaubssituation, zwar in der Fremde, aber dennoch geschützt und behütet, ein guter Rahmen für das schwierige Gespräch gegeben ist. In Gedanken hat das Ehepaar diese Situation schon mehrfach durchgespielt:

»Man legt sich da etwas zurecht, was sich dann, wenn es so weit ist, eher als Makulatur entpuppt. Da spielen so viele Emotionen hinein, auch für einen selbst, dafür lässt sich kein Skript entwerfen. Also reagierten wir spontan und situationsbedingt. Nina übernahm zuerst die Gesprächsführung, und sie hat das ganz hervorragend gemacht.«

Es steht also fest, Nina wird ihren Kindern die Wahrheit eröffnen. Ihre Tochter Helena erinnert sich:

»Es war ein schrecklicher Moment. Mama hat zuerst mit uns gesprochen. Sie sagte, dass irgendwann jeder gehen muss, aber dass es bei ihr vielleicht früher sein kann. Zuerst waren wir total entgeistert und fragten: ›Was? Wie?‹ Und dann hat Lenny angefangen zu weinen. Ich stand nebendran.«

Karl-Heinz übernimmt nun den Part, die Hintergründe darzulegen:

»Ich erklärte, dass bei der Krankheit die Muskeln nicht mehr funktionieren, weil das Gehirn sie nicht mit Informationen versorgen kann. Irgendwann würde das nicht nur für die Muskeln von Daumen und Händen gelten, was die Kinder bei Nina ja beobachten konnten, sondern für alle Körperteile. Als Nächstes wären wohl die Beine betroffen und am Ende sogar die Atemmuskulatur. Und wenn man nicht mehr atmen kann, muss man sterben. So habe ich versucht, es den Kindern nahezubringen. Im ersten Moment löste das bei ihnen ein Stück weit Ablehnung aus. Sie konnten sich das einfach nicht vorstellen und meinten zu Nina: *Das kann nicht sein! Du bist doch da und eigentlich gesund!* Ihre Reaktionen bestanden aus einer Mischung aus Unverständnis, Hilflosigkeit bis hin zu so etwas wie Wut: *Das darf nicht sein, dass ausgerechnet meine Mama so was bekommt*!«

Es ist ein ausführliches Gespräch von langer Dauer. Nina und Karl-Heinz nehmen sich Zeit, alles darzulegen und die Kinder nicht im Unklaren lassen. Oder, wie Karl-Heinz es formuliert: »Man kann ja nicht in den Raum stellen, dass die Mama stirbt und wenn die Kinder entgegnen: *Das glaube ich nicht!,* ist das Gespräch vorbei.«

Zwischendrin legen sie eine Pause ein, damit die Kinder alles sacken lassen können. Danach ist es wieder für den Rest des Tages Thema. Die Kinder stellen nun neue Fragen: »Was kann man dagegen machen? Warum gibt es keine Medizin? Kann man das denn nicht operieren?« Die Eltern bemühen sich, neben ihren Antworten den Fokus der Kinder schon bald auf die Konsequenzen für die ganze Familie zu lenken. Sie beschreiben ihren Wunsch, es zusammen zu schaffen, der Situation bei aller Tragik ihre positiven Momente abzugewinnen. Die verbleibende Zeit soll für die gesamte Familie eine andere, eine gesteigerte Qualität entfalten, mit einem ausgeprägten Bewusstsein für ihre wertvollen Augenblicke. Das Ziel ist, dass alle in der Familie die gemeinsame Zeit bestmöglich nutzen.

Noch etwas wollen die Eltern ihren Kindern nahebringen: Wie fühlt sich Ninas Krankheit an? Erklären kann man das kaum – aber vielleicht körperlich erfahren? Genau dieses Motiv verbirgt sich nämlich hinter den mit Eiswürfeln gefüllten Eimern der Ice Bucket Challenge: Wenn sich durch den Kontakt mit dem eiskalten Wasser sofort ein Gefühl der Verkrampfung über dem Körper ausbreitet, ähnelt das der Empfindung, die ALS-Betroffene permanent wahrnehmen. Nina fragt also die Kinder, ob sie ein Video drehen möchten? Sie und Karl-Heinz haben ihrerseits einen Clip unter #ALSicebucketchallenge veröffentlicht. Beide stehen auf einem Boot, im Hintergrund kräuseln sich Wellen auf einem blauen Meer. Nina trägt einen knappen Bikini, Karl-Heinz eine Badeshort, er hält Nina fest im Arm. Bevor beide sich mit dem eisigen Wasser übergießen lassen, erklärt Nina ihre persönliche Motivation, nämlich dadurch: »dass mich diese blöde Erkrankung getroffen hat«.

Lenny und Helena wollen sofort dabei sein. Beide drehen jeweils einen kleinen Film am Pool der Finca. Lenny kommentiert den Wasserguss mit: »kalt, kalt, kalt, kalt!«, und Helena spricht in ihrer Botschaft klare Worte: »Ich mache mit, weil meine Mama diese Krankheit hat, und ich mache es für sie.« Und am Ende: »Ich hab dich lieb, Mama!«

Für die Kinder ist die Teilnahme an der Ice Bucket Challenge ein bedeutender Schritt im Verstehen dessen, was ab jetzt ihr Leben begleiten wird. Die Videoaufnahme hält diesen Augenblick der Verbundenheit zur Erkrankung ihrer Mutter fest. Auf einmal wird einiges greifbarer, was sich vorher so abstrakt darstellte. Und, so Helena: »Das war echt cool, da mitzumachen! Es ist so wichtig, diese Krankheit in die Öffentlichkeit zu rücken. Ich bin wirklich stolz auf Mama, dass sie bei der Aktion dabei war.«

Nina leitet die Kinder mutig an, beängstigenden Situationen nicht aus dem Weg zu gehen, sondern sich ihnen zu stellen und lebt ihren Kindern ein bestimmendes Prinzip ihres persönlichen Weges vor:

Ich vermute mal, dass Negativität etwas ist, was Menschen verletzt. Heute versuchen sie, jeder Verletzung aus dem Weg zu gehen, auch in der Liebe. Der überall um sich greifende Positivismus ist die Flucht vor dem Negativen.

Vermeidungskultur?

Dabei ist das Negative eigentlich das, was die Tiefe des Lebens ausmacht. Aber man meidet diesen hohen Einsatz, weil er zur Verletzung führen kann.

Die Negativität des Anderen oder des Fremden, auch fremder Gefühle wird beseitigt, weil sie die glatte Kommunikation stört und deren Beschleunigung erschwert. Auch der Wahrheit wohnt eine Negativität inne.

Die Menschen bekommen dadurch vielleicht mehr Angst, etwas zu verlieren, als sich der Möglichkeit hinzugeben, etwas zu gewinnen.

Viele leben eine extreme Vermeidungskultur, bei gleichzeitig ständiger Analysierung, was ihnen fehlt. Nicht-vermeiden könnte eben zur »Verletzung« führen. Und sehr viele Menschen wollen mit neunzig Jahren »unverletzt« die Erde »verlassen«. Hat man dann gelebt?

Narben auf dem Körper bedeuten, dass man gelebt hat.
Narben auf dem Herzen bedeuten, dass man geliebt hat.
Oder?

Jetzt, da die Kinder über die Erkrankung Bescheid wissen, beginnt Nina offen über ihr Schicksal zu sprechen. Im Freundeskreis, mit Bekannten, auf Facebook. Hier drücken Freunde spontan ihre Solidarität mit Nina aus, indem sie selbst ein Video zur Ice Bucket Challenge ins Netz stellen: Die Belegschaft der St. Emmeramsmühle kippt sich nacheinander Eiswasser in großen Kübeln über den Kopf. Zwölf

Freundinnen und Freunde der Familie reihen im Garten ihre Eimer auf und übergießen sich mit einem lieben Gruß an die Zachers abwechselnd mit dem kalten Nass. Eine Freundin aus der Zeit der Reha adressiert ihr Video an Nina mit »Rock 'n' Roll, nur für dich!« und beendet es klatschnass mit einem kurzen »Fuck!«. Ein Kommentar, der Nina besonders gut gefällt, weil er mit einem Wort alles auf den Punkt bringt. Es tut ihr gut, wenn sich Menschen aus ihrem Umfeld beteiligen und damit die Erkrankung an sich und das Schicksal, das dahintersteckt, wahrnehmen.

Insgesamt sind die Reaktionen allerdings total unterschiedlich:

»Zunächst begegnete uns natürlich erstmals Unglauben darüber, dass so eine junge Frau diese Krankheit bekommen kann. Etwa, wenn jemand sah, dass Nina mit der linken Hand gegessen hat, und fragte: *Nina, was ist los? Was hast du?*, antwortete sie darauf: *Ja, weißt du, ich habe* ALS, *und ich sterbe dann bald,* kam von einigen zurück: *Ach komm! Du bist doch so attraktiv und du läufst ja noch rum!* Dann waren da Menschen in unserem Umfeld, die ihre Bestürzung direkt bei uns abgeladen haben. Die zur Tür hereingekommen sind und mir heulend in die Arme fielen. Da hat sich Nina immer gefragt: ›Was soll das? Ich bin doch diejenige, die krank ist, eigentlich müssten andere mir Stütze sein, nicht umgekehrt. Da möchte man doch nicht noch mehr runtergezogen werden!‹ Nur wenige schafften den Spagat zwischen Mitgefühl, Anteilnahme und Normalität, was unseren Freundeskreis in Teilen doch sehr verändert hat. Das passiert ja oft bei schweren Erkrankungen, dass sich Menschen aus dem Umfeld zurückziehen. Bei der ALS ist es noch mal extremer, da gibt es, allein was das Krankheitsbild betrifft, schon einigen Erklärungsbedarf. Es erfordert die Bereitschaft, die gesamte Tragweite zu erfassen, nämlich, wie grausam man stirbt, und dass überhaupt keine Chance auf Heilung existiert. Manche haben es zugelassen und andere nicht. Ich denke, da spielt viel das eigene Weltbild mit hinein. Mancher scheut diese direkte Konfrontation mit dem Tod, denn er zwingt einen nicht nur zum Nachdenken darüber, was das alles für uns heißt, sondern zwangsläufig auch darüber, was Leiden und Sterben für einen selbst bedeutet. Leider, das muss man wirklich sagen, haben einige total doof reagiert.«

Nina stellt schnell fest, dass in ihrem Umfeld zwar große Betroffenheit herrscht, aber auch Unsicherheit. Wie soll man mit einer »Todkranken« umgehen? Was darf man noch sagen? Darf man neben ihr noch lachen, über Zukunftspläne sprechen? Über kleine Wehwehchen klagen, die angesichts ihrer Lage banal, ja geradezu geschmacklos klängen? In der Tat ein anspruchsvolles Unterfangen, was Fingerspitzengefühl und Empathie erfordert. Denn, abhängig von der aktuellen, persönlichen Stimmungslage, kann es durchaus als befreiend wahrgenommen werden, mit dem Gegenüber ein ganz alltägliches Gespräch zu führen. Genau dieser Austausch über mehr oder weniger große Belanglosigkeiten erzeugt die Normalität, die man aus seinem früheren Leben so sehr vermisst. An anderen Tagen, die geprägt sind von Schmerzen und Ängsten, können solche Bemerkungen allerdings als verletzend und unglaublich taktlos wahrgenommen werden. Besonders hart trifft es

Nina, wenn Außenstehende ihre persönlichen Ansichten zu ihrer Erkrankung offenbaren oder ihr sogar Ratschläge erteilen, ohne vertieft zu sein in die Materie. Im September 2014 notiert sie:

> Ich weiß schon, ich muss mich glücklich schätzen über das, was ich noch machen und erleben darf. Und sollte gefälligst das genießen, was mir noch bleibt. Ich sollte versuchen, nicht dem nachzutrauern, was ich nicht mehr erleben werde, und nicht Trübsal darüber zu blasen, dass ich viele meiner Träume nicht mehr verwirklichen kann.
> »Es könnte alles noch schlimmer sein!« Wer spricht nur so einen verfluchten Müll? VERDAMMTE SCHEISSE! Was zum Teufel kann noch schlimmer sein, als täglich seine motorischen Fähigkeiten schleichend und immer mehr zu verlieren und langsam ein bedauerlicher Pflegefall zu werden. Ich wache auf und stelle fest, dass heute etwas völlig Alltägliches wieder etwas mühsamer geht als gestern. Meine Muskulatur schwindet langsam und wird steif. Was eine spastische Lähmung ist, und wie es sich anfühlt, ungewollt ein Körperteil in eine ungute Position gezwungen zu bekommen und nichts dagegen machen zu können, will ich hier gar nicht weiter ausführen. Nur so viel: Das wünsche ich niemandem. Ich versuche ja auch mit aller Gewalt, das wenig Positive aus meinem Leben herauszufiltern, allerdings fällt das oft unglaublich schwer. Sicherlich verständlich, wenn man bedenkt, dass all meine Körperfunktionen bis auf meine Augenmuskulatur bald der Vergangenheit angehören sollen. Ich werde dann ein Pflegefall rund um die Uhr sein und immer auf die Hilfe anderer angewiesen. Was

bin ich denn dann noch für ein Mensch? Ein schwerer Pflegefall ohne Kommunikation, höchstens über einen augengesteuerten Sprachcomputer. Wer will da noch was mit mir zu tun haben, in diesem erbärmlichen Zustand? Wer tut sich dieses Elend noch gerne an? Noch dazu in dem Wissen, dass in diesem unfähigen Körper noch derselbe wache Geist wohnt. Derselbe Mensch, mit dem man geliebt, gelacht, geweint, getanzt, gesungen und philosophiert hat. Nur mit dem Unterschied, dass ich das dann nicht mehr kann. Und sich dann sicherlich vielen der Gedanke auftut, ob es nicht besser wäre, es wäre vorbei.

Als Nina an die Öffentlichkeit geht, hat sie sich bereits seit Monaten mit den unterschiedlichen Facetten der Amyotrophen Lateralsklerose auseinandergesetzt. Sie kennt Bücher und Filme über ALS-Erkrankte, abonniert die Seiten von anderen Betroffenen, klickt sich durch die Angebote von Selbsthilfegruppen. Karl-Heinz verfolgt aktuelle medizinische Veröffentlichungen und Forschungsansätze. Wenn es etwas Neues zur ALS gibt, hat er es gelesen. Das Paar macht sich über die Monate ein umfassendes Bild über die Ausprägung der Erkrankung und über das, was Nina körperlich bevorstehen wird. Ninas Blick dabei ist ein knallharter, nüchterner, der sich keinen Illusionen hingibt. Sie flüchtet sich nicht in Hoffnungsszenarien, auch wenn immer wieder Empfehlungen in der Art »Ich habe da was Bahnbrechendes gelesen« an sie herangetragen werden. Im Lauf der Erkrankung wird sie konfrontiert werden mit Tipps zur Ernährung, Mittelchen mit von der Pharmaindustrie verhinderten Wirkstoffen, Geistheilern, helfenden Gebeten, Selbstheilungsmethoden bis hin zum Rat, es mit einer Teufelsaustreibung zu versuchen. So verlockend der Traum eines rettenden Wunders jedoch sein mag: Nina ist viel zu realistisch, um sich darauf einzulassen. Stattdessen verfolgt sie unbeirrt die schonungslose Auseinandersetzung mit ihrer Lage. Und sie scheut sich nicht davor, die notwendigen Konsequenzen zu ziehen.

Ich muss mich doch sehr wundern, wie manche Leute ticken. Bekomme ich doch immer wieder Facebook-Nachrichten oder WhatsApp von Leuten, die sich scheinbar ernsthaft wundern, dass meine Erkrankung fortzuschreiten scheint. Seid Ihr alle absichtlich so gedankenlos, oder wollt Ihr mich einfach nur langweilen???? Die Lebenserwartung mit ALS liegt zwischen drei und fünf Jahren. Fünfzig Prozent aller Erkrankten sterben bereits INNERHALB der ersten drei Jahre. Meine ersten Symptome hatte ich vor zweieinviertel Jahren und jetzt wundert man sich scheinbar, dass man es irgendwann auch merkt???? Das kann doch bitte nicht euer Ernst sein, verschont mich einfach mit solchen Nachrichten und macht mir mein Leben nicht noch schwerer, wie es eh schon ist. Wer nicht fassen kann, dass ich langsam sterben werde und dass man nicht heute noch lacht und Party macht und morgen früh einfach plötzlich nicht mehr aufwacht, sondern leider vorher komplett gelähmt sein wird, bevor dann die Atmung aussetzt. Der soll das bitte für sich behalten und mal ausnahmsweise sein Hirn einschalten.

Schon bei ihrem ersten Termin direkt nach der Diagnose im Münchner Friedrich-Baur-Institut, das spezialisiert ist auf ALS und andere neuromuskuläre Erkrankungen, rät man ihr ohne Umschweife, ihre Dinge zu regeln. Was das konkret heißt, erfährt das Paar in dem Notariat, das die Zachers seit Jahren in geschäftlichen Dingen begleitet. Dort berät sie ein Spezialist für Erbangelegenheiten:

»Das ist ein riesiger Komplex, mit dem man sich da befasst. Es geht um sehr viel mehr, als mal auf die Schnelle eine Patientenverfügung oder eine Vorsorgevollmacht auszufüllen. Man sitzt in intensiven Gesprächen da und spricht alle Eventualitäten durch. Und damit meine ich wirklich alle. Natürlich ging es in erster Linie darum, dass Nina stirbt. Aber es hätte ja auch mit mir etwas sein können. Das ist nicht völlig aus der Luft gegriffen: Mich könnte ebenfalls eine schwere Krankheit treffen, ich könnte in einen schweren Unfall verwickelt werden. Ich bin beruflich viel unterwegs, oft mit dem Auto. Man weiß nie, was das Leben bringt: Es hätte ja auch passieren können, dass ich vor Nina sterbe. Wer würde dann ihre Wünsche vertreten, sich um sie sorgen, sie begleiten, bei dem was kommt? Wer würde sich um unsere Kinder kümmern? Solche Entscheidungen trifft man nicht leichtfertig. Sollte der Worst Case eintreten, legt man die Zukunft seiner Kinder in fremde Hände. Wir haben das lange und ausführlich besprochen und Menschen gewählt, denen wir und unsere Kinder zu hundert Prozent vertrauen. Gleichzeitig wussten wir, dass wir ihnen damit einiges aufgebürdet haben. Sie mussten sich der Tragweite dessen in vollem Umfang klar sein. Wir fragten zwei befreundete Ehepaare, die uns mit ihrer ganzen Einstellung als Eltern am nächsten stehen, ob sie sich vorstellen können, sich um unsere Kinder zu kümmern? Alle vier sagten sofort ›Ja‹. Das war ein Wahnsinnsdienst, ein wirklich großer Freundschaftsbeweis. Das gilt auch für die Generalbevollmächtigten, die eingesetzt werden mussten. Das haben drei Freundinnen von Nina übernommen – und mein bester Freund. Für die Generalvollmacht war Nina gezwungen, sich zu einem relativ frühen Punkt mit essentiellen Fragen zu beschäftigen, die sie sich lieber für später aufgehoben hätte. Zu Beginn des Jahres 2014 war Nina ja noch fit. Es war für sie noch unvorstellbar, wie sich die kommenden Verschlechterungen anfühlen würden, geschweige denn wollte sie sich die so lebhaft ausgemalt vor Augen führen. Bei unseren Notargesprächen gelangten wir relativ zügig zum Thema Beatmung und der Fragestellung nach nichtlebenserhaltenden Maßnahmen. Wir saßen dort in der Kanzlei und visualisierten Ninas Ende. Das war hart. Obwohl man alle Hoffnung hat fahren lassen, will man doch zu dem Zeitpunkt noch nicht seinen Abgang planen!«

Das Krankheitsbild der Amyotrophen Lateralsklerose ist ab einer bestimmten Phase geprägt von Ateminsuffizienz, sprich von schwerer Luftnot. Fast neunzig Prozent der ALS-Patienten versterben an respiratorischen Komplikationen bzw. am Versagen der Atmung. Die Atemmuskulatur ist irgendwann zu schwach, um genügend Sauerstoff in die Lungen zu pumpen. Dazu droht die Gefahr zu ersticken – etwa an Nahrungsresten, die durch die ausgeprägten Schluckstörungen nicht mehr nur in die Speiseröhre gleiten, sondern in die Luftröhre gelangen können. Sogar der eigene Speichel kann plötzlich gefährlich werden. ALS-Patienten haben in dieser Phase nicht einmal mehr die Muskelkraft, ein paar Tropfen Wasser auszuhusten. Wandert ein Fremdkörper in die Lunge, droht eine lebensbedrohliche Lungenentzündung.

Die Angst vor dem Erstickungstod kennen alle ALS-Patienten. Sie ist zentrales Diskussionsthema der Betroffenen in den Foren. Die Panik, keine Luft mehr zu bekommen, ist für Nina keineswegs eine theoretische Vorstellung. Sie kennt das Gefühl, sie kennt es nur zu genau. Es gab da einen dramatischen Zwischenfall vor einigen Jahren, wie Karl-Heinz erzählt:

»Als Nina und ich zusammenkamen, ging unser erster gemeinsamer Urlaub auf die Malediven. Damals war das noch sehr günstig, wir hatten auf einer wunderschönen Insel gebucht. Was macht man auf den Malediven? Einen Tauchkurs. Das hat uns wahnsinnig fasziniert, und im Laufe der nächsten Jahre machten wir immer Urlaube mit der einen oder anderen Tauchsafari. Als das damals passierte, waren wir keine Neulinge mehr, sondern wirklich erfahrene Taucher, wobei Nina eindeutig besser war als ich. Sie konnte locker aus vierzig Metern Tiefe mit einem Atemzug nach oben tauchen, sie hatte ihre Atmung wahnsinnig gut unter Kontrolle. Beim Tauchen ist es entscheidend, ganz flach zu atmen, um Pressluft zu sparen und damit möglichst lange unten bleiben zu können. Wer hektisch ist, verbraucht mehr Sauerstoff, und dann ist der Tauchgang nach einer halben Stunde vorbei. Wer sich aber konzentriert, kann sechzig Minuten oder sogar noch länger tauchen. Nina hatte bestimmt an die 280 Tauchgänge und war entsprechend sicher. Inzwischen hatten wir unsere eigene Ausrüstung, und die hatte ich, bevor wir 1998 wieder mal auf die Malediven flogen, hier bei einer Tauchschule warten lassen. Einer unserer Ausflüge führte uns zu einem relativ tiefen Tauchplatz unter einem großen Überhang. Wir befanden uns ziemlich weit weg von der Wasseroberfläche, da schaute mich Nina plötzlich mit großen Augen an, und ich erkannte sofort, dass etwas nicht stimmte. Sie bekam keine Luft mehr. Sofort nahm sie ihren Atemregler raus und griff zum Oktopus. Das ist das zweite Atemgerät, das man als Ersatz an seiner Ausrüstung trägt, für den Notfall, wenn das erste nicht mehr funktionieren sollte. Normalerweise ist man so abgesichert. Aber als Nina versuchte, den Oktopus zu benutzen, passierte dasselbe: Sie bekam keine Luft! Stattdessen hatte sie schon Wasser geschluckt. Ich habe ihr sofort meinen Oktopus angeboten, das ist die übliche und zwischen uns trainierte Vorgehensweise in so einem Notfall, aber da war sie bereits in Panik geraten. Wie sich später herausstellen sollte, war bei der Wartung etwas schiefgelaufen: Die Membran war falsch eingebaut worden, und da unten, in der extrem strömungsvollen Region, stülpte sie sich auf einmal um. Das hat den Effekt, als würde man Wasser einatmen. Wir waren entsprechend in Aufregung und mussten sofort einen Notaufstieg einleiten. Dabei missachtet man zwar alle Sicherheitsrichtlinien, aber es war unsere einzige Möglichkeit. Das war schon wirklich eine krisenhafte Situation, richtig brenzlig. Für Nina kehrte dieses traumatische Erlebnis mit der

ALS dann als reale Bedrohung zurück: Sie hatte dieses furchtbare Gefühl zu ersticken, schon einmal erlebt. Nina wiederholte es immer wieder: dass sie davor richtig Angst und die meiste Panik hat. Weniger vor dem Tod an sich als vor diesem qualvollen Ersticken.«

Obwohl Ninas Furcht vor dem Erstickungstod so stark ist, entscheidet sie schnell, dass eine lebensverlängernde Beatmung für sie nicht in Frage kommen wird. Nina definiert für sich eine »rote Linie« der Autonomie. Drei Punkte zählen zu den essentiellen Faktoren, die für sie Lebensqualität ausmachen: Essen, Kommunikation und Atmung. Den Erhalt der Lebensfunktionen mittels künstlicher Ernährung und Beatmungsgerät lehnt Nina für sich ab. Sie möchte nicht, festgeschnallt an einen riesigen Rollstuhl, über einen Schlauch in ihrer Bauchdecke gefüttert und von einer Maschine mit Sauerstoff versorgt werden. Unfähig, auch nur einen Finger heben zu können. Wahrscheinlich zu diesem Zeitpunkt gerade noch in der Lage, ein paar Augenbewegungen ausführen zu können, um mühsam den Sprachcomputer zu bedienen. Nina bespricht alle diese Gedanken mit Karl-Heinz:

»Da spielte die Frage mit rein, wie Nina in Erinnerung bleiben wollte? Auch bei den Kindern? Die Diagnose ALS bedeutet, dass man früher stirbt als viele andere. Die moderne Medizin ermöglicht es bedingt, diesen Tod hinauszögern. Nur: Welche Mittel werden da eingesetzt, um das Leben aufrechtzuerhalten? Am Ende steht der Schwerstpflegefall, invasiv beatmet über eine Kanüle in der Luftröhre und künstlich ernährt mittels einer Peg-Sonde durch die Bauchdecke. Um es deutlich zu sagen: Wir reden hier über eine 24-Stunden-Intensiv-Pflege, die ohne umfassende Unterstützung nicht aufrechtzuerhalten ist. Ich habe in den letzten Wochen viele verzweifelte Aufrufe von ALS-Patienten gelesen, die händeringend nach Pflegepersonen suchen. Das ist schier unmöglich, besonders im ländlichen Raum, denn es müssen examinierte Pflegekräfte sein, die sich mit Beatmung auskennen. Ergänzend sollte man wissen, dass es Fälle von ALS-Patienten gibt, bei denen die Beatmung mit einem sogenannten Locked-in-Syndrom einhergeht. Der Mensch ist dann körperlich nicht mehr in der Lage zu kommunizieren. Vielleicht gerade noch mittels minimaler Augenbewegungen oder über die Messung der Pupillenerweiterung. In seltenen Fällen können ALS-Patienten zusätzlich noch eine frontotemporale Demenz entwickeln. Die Krankheit an sich ist schon brutal, aber es gibt noch Varianten, die dem Ganzen noch einen draufsetzen. So oder so wäre die Beatmungsphase eine, in der alle Fähigkeiten, bis auf die geistigen, verloren wären – vielleicht irgendwann sogar die, so dass man nur noch als beatmete Hülle daliegen würde. Dieses Risiko wollte Nina auf keinen Fall eingehen. Nicht für sich, aber auch nicht für uns. Denn hier schließt sich die nächste Frage an: Wie lange hält sich ein Mensch in diesem Zustand? Monate, oder sogar Jahre? Für Nina war die Perspektive des finalen Stadiums ihrer Erkrankung bescheiden genug, sie wollte es nicht noch mit allen denkbaren zur Verfügung stehenden Mitteln hinauszögern, um ein eingemauerter Geist in einem bewegungsunfähigen Körper zu sein. An der Stelle möchte ich betonen, dass dies Ninas ganz persönliche Sichtweise darstellt. Ich weiß, dass es

ALS-Patienten gibt, die in ihrer Patientenverfügung bestimmen, dass bis zum Schluss alles medizinisch Mögliche gemacht werden soll. Ich lese auf Internetseiten von Betroffenen, die beatmet im Rollstuhl sitzen, dass sie ihr Leben als großes Geschenk empfinden, da sie trotz aller massiver Einschränkungen viel Teilhabe erleben und euphorische Posts darüber verfassen, wie wunderbar das Leben ist. Daher hat Ninas Kompromisslosigkeit in dieser Frage bei manchen Unverständnis bis hin zu Widerspruch hervorgerufen. Ich denke, was man für sich als Lebensqualität definiert, kann nur jeder selbst beantworten. Es wäre anmaßend, da jemand reinreden zu wollen. Daher habe ich Nina immer wieder signalisiert, dass ich jede ihrer Entscheidungen respektieren werde. Egal, für welchen Weg sie sich entschieden hätte, ich wäre ihn mitgegangen. Natürlich hat sie mich oft nach meiner Meinung gefragt. Das war für mich total schwierig. Man kann als Außenstehender doch niemandem in dieser Situation einen Ratschlag geben. Es geht um die letzten großen Entscheidungen des Lebens, wer sollte einem da reinreden? Ich wollte noch nicht mal eine Färbung weitergeben und habe mich immer sehr bedeckt gehalten. Ich bin sogar so weit gegangen, Nina zu bitten, alles so klar zu regeln, dass nicht ich eines Tages gezwungen wäre, eine Entscheidung zu fällen. *Das bitte darfst du mir nicht aufbürden!*, habe ich oft zu Nina gesagt. Dass eines Tages ich über ihr Leben und ihren Tod entscheiden müsste.«

Wie vielschichtig und differenziert dieser Prozess ist, zeigt, dass dazu alle Eventualitäten besprochen werden mussten. Für ihre Patientenverfügung mussten diese entsprechend spezifiziert werden. Hätte Nina beispielsweise in einem frühen Stadium einen Unfall gehabt, wäre eine übergangsweise Beatmung bzw. künstliche Ernährung nämlich überlebensnotwendig gewesen. Ebenso, wenn sich z. B. durch Verschlucken eine Krise angebahnt hätte, die ebenfalls eine vorübergehende Beatmung erforderlich gemacht hätte. Der gesamte notarielle Prozess dauerte somit fast das gesamte Jahr 2014:

»Wir saßen wiederholt da und mussten verschiedene Szenarien durchspinnen: *Was wäre, wenn …?* Für alles wurden schriftlich Regeln festgehalten. Das Dokument hinterlegten wir an diversen Stellen, natürlich auch als Datei auf unseren Handys. Das sollte verhindern, dass, würde Nina in eine vorübergehende Krise geraten, sie deshalb sterben würde, weil sie ab einem bestimmten Zeitpunkt die künstliche Beatmung für sich ausgeschlossen hat. Denn diese Regelung galt natürlich nicht für eine Phase, in der es ihr noch gutging und sie noch eine längere Lebenszeit vor sich hatte. Dadurch, dass wir jedes Detail betrachtet haben, bekamen wir das erste Mal eine Ahnung davon, wie weitreichend diese Erkrankung ist. Das wurde uns nun ganz brutal vor Augen geführt.«

Die dauerhafte Beschäftigung mit all den möglichen Komplikationen bleibt nicht ohne Spuren. Nina sorgt sich, dass sie Karl-Heinz mit der gesamten Abwicklung, auch der behördlichen Aufgaben, zu viel zumutet. Er aber versichert ihr in einer Nachricht:

Du bist keine Last mein Hasi, du bist meine Lust! Ich versuche, den ganzen Dreck irgendwie abzuwickeln, aber ist

und bleibt halt einfach Dreck. Wir halten ganz sicher zusammen ever ever ever <3 <3 <3 forever
Liebe dich

Nina antwortet:

Ach, mein Buddy, es tut mir so leid, dass du das alles wegen mir durchmachen musst. Du hättest jemand Sorgloseren verdient als mich. Ich bin nur eine einzige Last für alle. Das tut mir so leid. Ich will mich ja gar nicht von dir entfernen, aber ich kann auch nicht immer nur Probleme wälzen. Ich unterhalte mich nur noch über Betreuungsverfügung, Patientenverfügung, Behindertenausweis und Rente. Scheiße! Auch wenn ich es oft lustig formuliere: FUCK! Ich find das gar nicht lustig und es belastet mich sehr. Ich brauche einfach Sorgloses um mich rum, sonst dreh ich nämlich durch. Von den ganzen Vorgängen in meinem Körper und den damit verbundenen Sorgen hab ich da noch gar nicht viel erzählt, das läuft eh nur so nebenbei ab. Ach, Hasi, alles ist doof. Wir müssen unbedingt zusammenhalten! Buddy forever … ever … ever.

Worauf Karl-Heinz zurückschreibt:

Ach Hasi, Sorry, aber manchmal brechen auch bei mir die Gefühle durch, ich hab seit Ende letzter Woche wieder das Gefühl, dass du dich von mir entfernst. Dabei brauche ich dich so sehr, mindestens genauso wie du mich. Mir zerreißt es nahezu jeden Augenblick mein Herz, ich kann, wie du, eh an nichts anderes mehr denken. Ich fühle mich so ohnmächtig, *ich habe bisher alles in meinem Leben geschafft, was immer es auch war. Jetzt stehe ich hier und bin verzweifelt, ich weiß nicht weiter. Nur unser Alltag verhindert, dass ich durchdrehe. Bitte nimm mich mit, natürlich verstehe ich, dass du mir nicht alles sagen kannst, aber versuche, mir zumindest das Gefühl zu geben. Ich liebe dich doch so sehr. Gerade auch in den letzten Tagen haben mich wieder x-Leute nach dir gefragt, was soll ich sagen?? Ich hab schon gar keine Lust mehr, mit irgendjemandem zu reden. Das hat sicher auch eine Rolle gespielt. Womit haben wir nur diesen Scheiß verdient, auf diese Frage hätte ich ausnahmsweise mal gerne eine Antwort. Liebe forever <3. Dein Buddy*

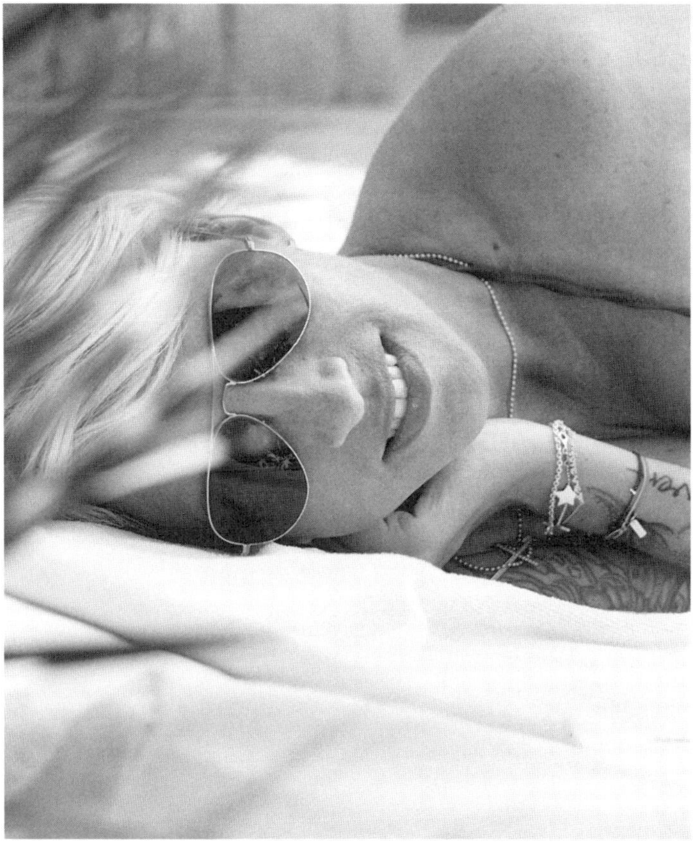

Das letzte Mal. Zwei Jahre lang

Es ist Zeit: Das Leben in der Weise, wie ich es bisher so gerne geführt hatte, langsam loszulassen.

Es ist Zeit: Die kostbaren Erinnerungen an all die Dinge, die man so sehr geliebt hat, im Schmerz und der Verzweiflung nicht ganz zu verlieren.

Es ist Zeit: Den Menschen, die einen auf so schmerzliche Weise enttäuscht haben, zu vergeben. In der Hoffnung, Frieden zu schließen mit dem Schicksal und all dem Schmerz, der so unglaublich tief sitzt und scheinbar nicht vergehen will.

Es ist Zeit: Zu sagen, was es noch zu sagen gibt, solange noch Zeit dazu ist.

Es ist Zeit: Zu machen, was man sich tief im Herzen noch so sehr wünscht und was jetzt schon fast unmöglich scheint.

Es ist Zeit: Die Dinge zu erledigen, die noch zu tun sind, auch wenn sie unangenehm und bedrückend erscheinen, und man deshalb versucht, sie zu verdrängen und aufzuschieben.

Es ist Zeit: Zu erkennen, dass die Wahrheit nicht immer schön ist. Und dennoch ist es die Wahrheit, so bitter und unglaublich sie auch sein mag. Das habe ich im letzten Jahr wahrhaftig und auf jede erdenkliche, schmerzhafte Weise lernen müssen. Nie hätte ich gedacht, dass ich das alles erleben muss. WARUM wird mir für ewig ein Rätsel bleiben.

Die einzige Hoffnung, die oft noch bleibt, ist, dass irgendwo das Leben weitergeht, und dass dort alles wieder gut sein wird.

Die Vorstellung, etwas zum allerletzten Mal zu tun, ist eine schwierige. Woher soll man wissen, wann etwas das endgültig letzte Mal sein wird, heute, morgen oder nächste Woche? Man müsste in die Zukunft blicken können, um diese Frage zu beantworten. Gleichwohl wird Nina mit der Diagnosestellung im Dezember 2013 permanent begleitet von der Überlegung: Gibt es eine Chance auf ein nochmaliges Erleben? War das jetzt das endgültig »letzte Mal«? In den ersten Monaten kreisen viele Gedanken rund um den Faktor Zeit: Wie viel mag davon wohl bleiben und was kann sinnvoll in diese Spanne hineingepackt werden? Der Fokus liegt auf gemeinsamen schönen Erlebnissen mit der Familie, daheim und auf Reisen, um eindringliche Momente einzufangen. Jeder Besuch an besonderen Orten ist gepaart von Beseeltheit und teils tiefer Wehmut: Es ist großartig, hier zu sein – und gleichzeitig heißt es, Abschied zu nehmen. Wer weiß, ob es eine Rückkehr gibt? Bei jeder Familienfeier, bei jedem Geburtstagsfest tickt die Uhr: Sitzt man das nächste Mal mit am Tisch? Und wenn ja: in welchem Zustand? Dementsprechend rückt im weiteren Verlauf der Erkrankung Ninas Blickwinkel – neben der großen Frage des Zeithorizonts – enger auf das persönliche Befinden. Der unablässige Verlust der Alltagskompetenzen zwingt ihr das fortwährende Beobachten und Hinterfragen ihrer noch vorhandenen Fähigkeiten auf. Welche Tätigkeiten kann sie noch selbst ausführen? Ein Lenkrad drehen? Eine Strumpfhose über die Füße rollen und hochziehen? Besteck verwenden? Sukzessive führt der Muskelabbau in die Passivität: von der begeisterten Cabriofahrerin zur Frau im Rollstuhl. Von der leidenschaftlichen Genießerin, die ein köstliches Mehrgängemenü zelebriert, zur Gefütterten. Von der aktiven Sportlerin zur Kraftlosen und dann zur Gelähmten. Eine traurige Erkenntnis. So ist es nicht verwunderlich, dass Ninas öffentliche Statements bisweilen gefärbt sind von Wehmut ob ihres bitteren Verlustes:

Ich würde noch einmal so gerne:
Eine Nacht lang ohne Schmerzen schlafen.
Keine Angst mehr vor dem nächsten Tag haben.
Meiner kleinen Lola eine schöne Frisur flechten.
Ein paar lieben Menschen einen letzten handschriftlichen Brief schreiben.
Einen kleinen Spaziergang in den Isarauen machen.
In 13 cm Jimmy Choos (wahlweise Manolos) eine Nacht lang tanzen.
Mit meinen Kindern über eine Wiese toben.
Mein Testament selbst unterschreiben.
Ein Rib-Eye-Steak schneiden.

Meine Mütze (vor 2 Jahren weggelegt, weil die rechte Hand nicht mehr wollte) endlich fertig stricken.
Ins tiefe Wasser springen.
Bei Sonnenschein einen tiefverschneiten Hang spuren.
Eine Bluse zuknöpfen.
Mit meiner Freundin Birgit auf der Wiesn noch mal Frisbee fahren (des war immer so schee).
Und noch sooo vieles mehr, worüber sich die meisten Menschen gar keine Gedanken machen, weil es einfach »selbstverständlich« ist. Nichts ist selbstverständlich!!!!! Gar nichts.

Es sind Posts wie diese auf Facebook, die große Aufmerksamkeit erregen. Zunächst bei denen, die mit Nina befreundet sind und vermehrt in deren Freundeskreis, wo Fremde plötzlich Ninas Beiträge kommentieren und sogar teilen. Bemerkungen wie: »Wir kennen uns ja nicht persönlich, kann mich aber nur anschließen. Nichts ist selbstverständlich. Deine Zeilen beeindrucken und machen einen doch sprachlos und traurig«, ermuntern Nina weiterzumachen und führen schließlich dazu, dass sie ihre bis dahin rein private Facebookseite umwandelt in eine öffentliche, die von jedem abonniert werden kann. Eine Entwicklung, die sich ganz organisch vollzogen hat:

»Nina veröffentlichte verstärkt ihre Texte zu lebensphilosophischen Aspekten, und in gleichem Maße keimte das Interesse daran auf. Sie erfuhr eine überwältigende Bandbreite an Anteilnahme und Bestätigung, bis hin zu Bewunderung. Diese Resonanz hat ihr Zuspruch gegeben, da erschien es nur konsequent, diesen Weg weiterzugehen. Wenn das schon im begrenzten Freundeskreis für so ein enormes Echo sorgte, lag es ja nahe, den Kreis derer, die das anschauen können, zu erweitern. Mit der Freischaltung für alle entwickelte sich die öffentliche Wahrnehmung tatsächlich sprunghaft. Vielleicht auch, weil Ninas Artikel und Kommentare aus dem Gemenge von Bildern der neuen Hausschuhe und dem letzten Mittagessen herausstechen. Das, was sie mitzuteilen hatte, berührte die Menschen und hob sich ab vom sonstigen Einheitsbrei der sozialen Netzwerke. Ganz schnell erhielt sie viele Reaktionen in schriftlicher Form, Kommentare unter ihren Posts, Privatnachrichten und Mails. Das hat ihr zweifellos viel Bestätigung gegeben und einfach gutgetan.«

> Die Facebook-Freunde sind nicht so schlecht wie ihr Ruf. Ganz im Gegenteil, da sind unglaubliche Menschen, mit denen ich auf FB seit Jahren befreundet bin und die ich ohne dieses Medium wohl »verloren« hätte, weil sie überall auf der Welt verstreut sind. Viele schreiben mir unglaublich liebevolle Dinge, die ihnen im direkten Umgang sicherlich weit schwerer über die Lippen kämen. Wildfremde Menschen öffnen mir ihr Herz und erzählen mir die persönlichsten Dinge, um mir Kraft zu geben und Anteilnahme zu signalisieren. Unsere Zeit ist schnell, laut, rast- und ruhelos. Wir kennen viele Menschen und wollen manche niemals verlieren und können doch nicht überall gleichzeitig sein.

Nach wie vor trennt Nina ihr öffentliches und ihr privates Gesicht. Nicht alles, was sie über Facebook kommuniziert, ist für die Abonnenten sichtbar. Manches, insbesondere was ihre Familie betrifft, können nur die Menschen sehen, die mit Nina auf Facebook befreundet sind. Natürlich erhält sie viele Freundschaftsanfragen, ein weiterer Grund, warum sie sich für die Variante einer öffentlichen Seite entschließt. Facebook limitiert diesen Vorgang mit der Obergrenze von maximal 5000 »Freunden«, die man mit seinem privaten Profil annehmen kann, und 5000 Fans hat Nina bald erreicht. Ninas Schritt ins öffentliche Licht betrachtet Karl-Heinz unter mehreren Gesichtspunkten:

»Ihre Absicht lag ja darin, andere wachzurütteln. Aufzuzeigen, wie schnell eine Lebensplanung zerschlagen werden kann, egal, wie perfekt sie konstruiert sein mag. Man steckt in seinem Alltagstrott und glaubt, es gehe immer so weiter. Viele nehmen doch an, dass sie dann mit fünfundsechzig, ausgestattet mit einer schönen Rente und vielleicht obendrein mit einer ordentlichen Lebensversicherung, beginnen, ihr Leben so richtig zu genießen. Große Träume werden auf später verschoben. Bis dahin konzentriert man sich auf die Arbeit, die Karriere und das Weiterkommen. Dann passiert es, dass ihnen praktisch mit der Verrentung die Krebsdiagnose eröffnet wird oder sie einen Herzinfarkt oder Schlaganfall erleiden. Viele Menschen legen die Hoffnung auf die Erfüllung ihrer Wünsche immerfort in die Zukunft, ohne sich darüber im Klaren zu sein, dass sie es bis dahin vielleicht gar nicht schaffen könnten. Natürlich hatten wir früher ähnliche Gedanken. Vor Ninas Erkrankung war unsere Vorstellung immer, dass wir uns als Familie jetzt eben in einer Phase befinden, in der viel Aufmerksamkeit naturgemäß an die Kinder geht. Und dass es in ein paar Jahren, wenn die vier dann groß sind, mehr Raum für uns beide geben wird und unsere Beziehung wieder mehr im Vordergrund steht. Wie schnell sich so eine Wunschvorstellung als Trugbild herausstellen kann, das wollte Nina aufdecken. Die intensive Beschäftigung mit ihrer Situation, die Denkprozesse und das anschließende Aufschreiben hatten darüber hinaus sicher auch therapeutischen Charakter. Es stellte für Nina ein Werkzeug dar, Dinge zu verarbeiten, mit der ganzen Situation umgehen zu können und Emotionen rauszulassen. Bei allem, was Nina versuchte, um immer noch das Positive zu entdecken, gab es natürlich Momente von großer Wut und tiefer Verzweiflung. Gerade in ihren privaten Aufzeichnungen, die ich ja erst nach ihrem Tod gelesen habe, finden sich immer wieder traurige Passagen, die mich unheimlich bewegt haben. Obwohl wir wirklich über so vieles gesprochen haben, hat Nina mit Sicherheit einiges mit sich selbst ausgemacht. Verborgene Hoffnungen, Sehnsüchte, die sie nicht äußerte, auch weil sie mich schützen wollte. Sie hat ja gesehen, wie ich versucht habe, alles zu stemmen: die Kinderbetreuung, den Haushalt, die Behördengänge, die zunehmend aufwendigere Pflege. Da wollte sie mich vermutlich nicht noch zusätzlich belasten. Allerdings hat sie mir das, was sie mir während der Erkrankung nicht mitteilen konnte, so nachträglich trotzdem offenbart.«

Ninas Aufzeichnungen, die zunächst in erster Linie dem Sortieren ihrer Gedanken dienen, entwickeln sich nach und nach zu ihrem Vermächtnis. Es soll nach ihrem Tod ihrer Familie, Freunden, sogar Fremden Einsicht gewähren in die Gedankenwelt einer Frau, die sich auf ein langsames Sterben vorbereitet:

Komisch zu erkennen, dass man wohl bald gehen wird. Zu fühlen, wie einen die Kraft zunehmend verlässt, das Licht nur noch schwach flackert. Wie man aus Scham Umwege im Alltäglichen sucht, um sich nicht schon wieder die Blöße zu geben, ein weiteres Mal um Hilfe zu bitten. Ich kann einfach nicht akzeptieren, dass ich meinen Pullover nicht mehr selbständig ausziehen kann, nicht mehr ohne Hilfe aufstehen oder essen. Die Kraft, tapfer zu lächeln und die sicherlich wohlgemeinte Hilfe anzunehmen, schwindet ebenfalls zunehmend. Die Welt der »anderen« dreht sich unaufhörlich weiter. Während meine Welt zerbricht. Sie dreht sich unaufhörlich weiter um solch banale Dinge, und es werden Pläne gemacht, die für mich teilweise in so weiter Zukunft liegen, dass ich sie wahrscheinlich gar nicht mehr erleben werde, geschweige denn möchte, weil mir vieles gleichgültig und unsinnig erscheint. Meine Welt dreht sich nur noch ganz, ganz langsam, und bald steht sie wohl ganz still. Genau wie mein Körper, der sich wie eingefroren anfühlt, unfähig, sich selbstverständlich zu bewegen. Mein Geist ist hellwach, und ich strotze voller Tatendrang und Kreativität, nur meine Hände sind wie schockgefrostet. Stundenlang im eisigen Wind bei Minusgraden im Regen und ohne Handschuhe, unerträglich starr und schmerzend. Was das für ein Leben werden soll in nächster Zeit? Und wie ich mir mein Lächeln weiterhin erhalten soll, unfähig, mein Leben annähernd unbeschwert zu leben, das ist die täglich immer wiederkehrende Frage.

Nina schreibt diese Zeilen eineinhalb Jahre vor ihrem Tod. Sie musste bereits heftige Einbußen über die Kontrolle ihres Körpers hinnehmen, doch noch steht ihr Dramatisches bevor. Fast täglich kann sie an sich beobachten, wie die Fähigkeit, simple Tätigkeiten auszuführen, einfach verschwindet:

> Merkwürdig, ich weiß nicht mehr, wie es sich anfühlt, in einem gesunden Körper zu »wohnen«. Wie selbstverständlich man Treppen steigt oder einen Fuß vor den anderen setzt. Ich habe vergessen, wie es ist, einfach in die Hände zu klatschen oder mit den Fingern zu schnippen. Wie es war, etwas zu ertasten oder zu fühlen oder einfach nur die Finger zu strecken? Jede Mücke, die mich ärgert, braucht nicht mehr um ihr Leben zu fürchten, weil ich sie nicht mehr fangen werde. Ich hoffe, dass sie mich mit ihren Stichen verschont, denn ich könnte mich nicht einmal mehr kratzen. Meine blonde Haarsträhne, die mir gerade ins Gesicht fällt, streiche ich mir noch mit letzter Kraft – ein wenig unbeholfen zwar, aber immerhin – hinters Ohr. Dass ich mir jemals einen Treppenlifter zu Weihnachten wünschen würde und mein Cabrio einem Elektrorollstuhl Platz machen muss, hätte ich mir nie gedacht. Manchmal gelingt es mir einfach nicht mehr, so selbstverständlich fröhlich zu sein oder zu lächeln, manchmal möchte ich nur noch schreien. Aber auch das wird wohl bald nicht mehr »physisch« möglich sein.
>
> Bitte fragt mich nicht mehr, wie es mir geht, ich kann mich seit zwei Jahren nicht daran erinnern, mich heute besser gefühlt zu haben als an dem Tag zuvor. Wie sollte also die Antwort lauten? Und wer will die Wahrheit »in Wahrheit« hören?

Wie düster Ninas Perspektive sein mag, Resignation war für sie keine Option:

»In Lethargie zu verfallen, dafür war Nina nicht der Typ. Genauso wenig wie für Hoffnungslosigkeit. Selbstverständlich hatte Nina keine Hoffnung mehr auf Heilung. Ihr war bewusst, dass sie sterben wird. Aber was bedeutet das denn, ›hoffnungslos‹? Das verbindet man auch immer mit ›aufgeben‹ und das wollte sie keinesfalls.«

Der Kampf, der in Nina tobt, lenkt ihre Gedanken in unterschiedliche, manchmal sogar gegensätzliche Richtungen: Ja, sie will akzeptieren, dass ihre Lebenszeit begrenzt ist – und gleichzeitig empört es sie, dass sie so früh gehen muss. Ja, sie will glücklich sein über ihr bisheriges buntes, ereignisreiches Leben – und im selben Moment schmerzt es zutiefst, all das hinter sich lassen zu müssen. Sie möchte sich voller Dankbarkeit einlassen auf die grenzenlose Liebe und Hingabe ihres Mannes – und fühlt sich doch hilflos und beschämt. So kommt es, dass innerhalb eines kurzen Zeitraums Texte unterschiedlichster Färbung entstehen. Fast, als würde sie sich nach den traurigen Notizen an den Tagen zuvor am eigenen Schopf aus dem Sumpf ziehen wollen, schreibt sie am 29. November 2014:

Viele meiner jahrelang hart erworbenen Fähigkeiten habe ich bereits verloren, und dennoch bin ich im friedlichen Einklang mit meinem Schicksal. Ich trauere nicht um meinen harten Verlust. Ich nehme ihn einfach an. Ich lerne zu lieben, was ist, und nicht zu hinterfragen, was sein könnte. Ich biete meinem Widersacher die Stirn und gehe trotzdem demütig vor ihm in die Knie. Ich lasse mich fallen in das weiche Bett der Liebe und Freundschaft, das mich auffängt und beschützt. Wenn ich schließlich endgültig falle. Ich gehe ins Vertrauen, die stillste Art von Mut und bin sicher, es wird irgendwann einen Sinn ergeben und am Ende alles gut sein.

Am gleichen Tag fügt Nina hinzu:

> Dankbarkeit erfahren im Alltäglichen.
> Das helle Licht des Tages, die sanfte Wärme der Sonne, das Rascheln der Blätter, vom Herbstwind dirigiert. Die kühle Luft auf der Haut. Der Duft der frischen Morgenluft. Der weiche Schal, der meinen Hals warm hält. Das Lachen meiner Kinder. Die Hand meines Mannes, die zärtlich die meine hält. Das Geschenk, sich die Zeit für einen Kaffee zu nehmen. Der köstliche Geschmack von Honig und Butter. Die Fürsorge der Menschen, die mich lieben.

Für Karl-Heinz liegt im Auf und Ab von Ninas Gefühlswelt keinesfalls ein Widerspruch:

»Manches, was sie privat oder öffentlich geschrieben hat, klingt durchaus pessimistisch. Einige Passagen könnte man sogar ein Stück weit als verbittert interpretieren. Aber wer würde denn nicht mit der Verzweiflung ringen? Die ALS zwingt den Erkrankten nahezu täglich einen weiteren Verlust auf. Das kann man nicht ausblenden. Wenn erst die Finger nicht mehr wollen, dann die ganze Hand und schließlich der Arm, kann man das nicht ignorieren. Spätestens, wenn der andere Arm genauso funktionslos ist, muss man der Tatsache ins Auge blicken, dass man ab da praktisch nichts mehr ohne fremde Hilfe tun kann.«

Speziell die Nächte sind heikel. Nina leidet unter Schmerzen und zunehmender Bewegungsunfähigkeit. Bald wird sie es nicht mehr schaffen, sich aus eigener Kraft umzudrehen. Die Schlaflosigkeit setzt ein Gedankenkarussell im Kopf in Gang, aus dem sie kaum einen Ausstieg findet.

Heute Nacht konnte ich wieder stundenlang nicht zurück in den Schlaf finden. Wie sehr ich das hasse, weil es mich an die Monate in 2013 erinnert, in denen ich monatelang täglich 2–3 Stunden wach lag und bis heute nicht wirklich weiß, warum. Der Kopf spielt uns halt oft einen üblen Streich, und scheinbar kämpfen wir immer nachts den Kampf mit unseren Dämonen, meist namenlos und doch viel zu oft realer, als uns lieb ist. Somit hatte ich wieder mal stundenlang Zeit, mich hin und her zu drehen und zu grübeln. Auf so manche Fragen gibt es einfach keine Antworten und wird es wahrscheinlich auch niemals geben. Trotzdem kreisen sie gerade in solchen Nächten gnadenlos im Kopf umher und machen das Schlafen unmöglich. Nicht zuletzt sind sie deshalb nicht einfach zu verwerfen oder abzuschütteln, weil man auch niemanden fragen kann, der eine Antwort wissen könnte. Am Ende bleibt glücklicherweise noch die Philosophie, die gibt wenigstens sichtlich zu verstehen, dass sich weitaus gebildetere Menschen mit so manchen Fragen, die mich quälen, schon ausführlich beschäftigt haben und auch keine wirklichen Antworten darauf finden konnten. Dennoch ist es hilfreich, diese Denkansätze zu Rate zu ziehen und damit halbwegs sicherzustellen, dass man nicht ganz alleine verzweifelt ist. Warum macht einem das Schicksal so oft einen Strich durch die verfickte Rechnung? Warum leiden manche Menschen scheinbar intensiver und wesentlich öfter als andere unter vielen Dingen, Umständen, Gesagtem, Verschwiegenem und Getanem? Fragen, die sich so mancher sich an der Oberfläche befindliche Mensch vielleicht gar nicht stellt und damit ganz gut fährt, in einer geistig vernebelten »heile Welt«-Blase, bis vielleicht (und wer weiß das schon sicher zu sagen) auch da urplötzlich mal das Schicksal anklopft. Und mit einem schweren Schlagstock bewaffnet, ohne Vorankündigung und sichtlich grundlos, einfach losschlägt, bis man blutbesudelt und schutzlos im Dreck in irgendeiner Gosse, weitab vom Schuss und ohne Hilfe aufwacht und denkt, es geht zu Ende. Manchmal bin ich ernsthaft traurig darüber, so empfindsam und verletzlich zu sein, alles zu hinterfragen und möglichst verstehen zu können. Andererseits bin ich auch sehr dankbar, so intensiv empfinden und fühlen zu dürfen. Sicher ist für mich, dass ich damit so manchem »Lebenslügner« weit voraus bin. Für deren vergeudete Lebenszeit und dauerhaften Selbstbetrug empfinde ich nur unbeschreiblich großes Bedauern, ja (und wenn das auch anmaßend klingt), so etwas wie aufrichtiges Mitleid.

Als ich so im Strudel der Gedanken gefangen war, fehlten mir meine Kinder plötzlich so sehr! Ich dachte über diese vier wunderbaren Geschöpfe nach, die aus mir geboren wurden, um die Dämonen endlich abzuschütteln. Welch unglaubliche Leistung ich damit in meinem Leben vollbracht habe, was mir oft im Nachhinein so surreal erscheint, angesichts der dadurch entstandenen körperlichen Strapazen und den Einschränkungen meines persönlichen Lebens, das ich deshalb immer irgendwie auf »später« geschoben habe, weil ich dachte, ich hätte ja noch genügend Zeit, um all die schönen und unbeschwerten Dinge des Lebens mit meiner Familie genießen zu können, wenn die aufregende Babyphase erst überstanden und wieder ein wenig »Normalität« in Sicht käme und mein Leben, bereichert durch ein so schönes Wunder und einem kleinen Stück von mir, noch weitaus schöner wäre. Und schon wieder stellt sich mir die Frage: »Warum ich nun so unglaublich leiden muss?« Werde ich für mein Tun bestraft? Was zum Teufel nochmal habe ich nur verbrochen oder falsch gemacht? Habe ich vielleicht, ohne es zu merken, ein schlechtes Leben geführt, war ich zu unehrlich zu mir selbst oder habe ich vielleicht jemanden so sehr verletzt, ohne mir im Klaren darüber gewesen zu sein, dass das nun alles meine gerechte »Strafe« sein soll? Auf die Antwort werde ich wohl ewig warten. Aber sie steckt auf alle Fälle schön und möglichst höflich formuliert in meinem BH, um bei geeignetem Zeitpunkt vorgetragen zu werden. »Wer weiß, wer vor einem steht, wenn's so weit ist!«. Und wenn es so weit ist, bestehe ich auf Klärung, so viel ist sicher.

So wie Nina es formuliert, stellen sich erkrankte Menschen häufig die Frage, was sie wohl falsch gemacht haben könnten. Befeuert wird diese Sichtweise von unzähligen Ratgebern, die durch das Aktivieren der Selbstheilungskräfte Genesung versprechen. Nach deren Weltbild trägt die Psyche einen wesentlichen Anteil an einer Erkrankung bei. Demzufolge wird einfach in unbedachter Weise postuliert, dass man Krankheiten ganz simpel kurieren und sogar vermeiden kann, nämlich, indem man es nur wirklich will. Die Schlussfolgerung dieser Theorie lautet, dass Menschen, die krank werden, selbst schuld daran seien, denn sie hätten nicht genug auf sich geachtet, würden sich falsch ernähren oder seien schlicht nicht stark genug. Ein fatales Weltbild wird projiziert, das Erkrankten weiteren Ballast auflädt. Sie leiden nicht nur an krankheitsbedingten Beschwerden, ihnen wird zusätzlich die Verantwortung an der Entstehung und auch deren dramatischen Auswirkungen auf ihr Umfeld angelastet. In letzter Konsequenz bürdet man ihnen sogar ein persönliches Versagen daran auf, wenn sie es nicht schaffen, wieder gesund werden. An Nina werden derartige Vorstellungen ebenfalls herangetragen:

»Bei Nina landeten immer wieder Briefe, in denen das Thema Schuld thematisiert wurde. Sie selbst steckte ebenfalls in Phasen, in denen sie sich fragte: Warum kriege ich diese Krankheit? Mich als Physiker beschäftigte diese Frage ebenso, allerdings unter gänzlich anderen Gesichtspunkten. Wie entsteht ebendieser vorzeitige Untergang der motorischen Fähigkeiten? Welche Prozesse laufen im zentralen Nervensystem ab? Existiert überhaupt eine Erklärung, und damit die Chance, diese Vorgänge zu beeinflussen? Damals wusste ich noch nicht ansatzweise das, was ich heute über die Krankheit weiß, fing aber an, mich insbesondere über Forschungsprojekte zur ALS zu informieren. Für eine Diskussion zu einer möglichen persönlichen Schuldfrage dagegen bin ich viel zu nüchtern, und ich halte sie für wenig nützlich, sogar schädlich. Angesichts Ninas begrenzter Lebenszeit stand ganz klar die aktive und sinnvolle Gestaltung unserer gemeinsam verbleibenden

Zeit im Vordergrund und sicher nicht, die Vergangenheit nach potentiellen Versäumnissen oder begangenen Fehlern zu durchforsten und jedem Hinweis auf teilweise doch sehr abstruse Therapieansätze nachzugehen.«

Eine Perspektive, die Nina ebenso teilt und in ihren Aufzeichnungen immer wieder betont:

> Das heißt aber nicht, dass ich aufgebe, sondern dass ich mich arrangiere und den täglichen Verfall und das Sterben auf Raten besser akzeptiere. Und nicht nach irgendwelchen hirnrissigen Therapien und Wundern Ausschau halte, womit ich in Wahrheit nur kostbare Zeit vergeude.

Der Vorsatz, die wertvollen Momente bewusst zu nutzen und damit fest in Erinnerung zu halten, gilt für die ganze Familie. Seit Nina ihren Kindern die Wahrheit eröffnet hat, wird dieses Bestreben offen thematisiert und von den Kindern mitgetragen, wie Tochter Helena erzählt:

»Ich wollte am Anfang jeden Augenblick genießen. Wir hatten viel Nähe, viele gemeinsame Momente. Mir wurde plötzlich klar, wie selbstverständlich es früher immer gewesen war, bevor Mama die Krankheit bekommen hat. Da war eigentlich alles gut, es war einfach *Family*. Im Nachhinein könnte ich es fast bereuen, dass ich das damals nicht mehr genossen habe. Aber wer hätte das denn wissen können? Ehrlicherweise muss ich sagen, dass mich trotzdem oft der Alltag eingeholt hat. Als die Schule wieder anfing, hat mich das schon abgelenkt. Man verbringt ja den Großteil des Tages und fast die gesamte Woche dort. Die Schule steht extrem im Mittelpunkt, und diese beiden Welten miteinander zu verbinden war echt schwierig. Manchmal wollte ich es auch einfach ein wenig wegschieben. Ich hatte meine Schule, meine Freundinnen, da hat das Bild von meiner todkranken Mutter nicht so recht reingepasst. Die anderen fragten sich untereinander: ›Und, was machst du so am Wochenende?‹ Was hätte ich da sagen sollen? Daher wollte ich am Anfang auch nicht, dass es jeder weiß. Aber dadurch, dass Mama an die Öffentlichkeit gegangen ist, war es irgendwann natürlich bekannt, und die Leute haben mich darauf angesprochen.«

Der Spagat zwischen dem überbordendem Alltag der Eltern und dem der Kinder ist nicht einfach. Karl-Heinz kümmert sich inzwischen fast ausschließlich um seine Frau. Ab September 2014 kann er Nina nur noch zeitweise alleine lassen. Er verlässt das Haus lediglich für kurze Abstecher, etwa um mal schnell in der St. Emmeramsmühle vorbeizuschauen oder um die Kinder zur Schule und in den Kindergarten zu bringen. Länger als ein, maximal zwei Stunden kann er Nina nicht mehr alleine lassen. Entsprechend dreht sich vieles um Ninas Bedürfnisse. Es erfordert viel Sensibilität, um ihr nicht das Gefühl zu geben, dies sei eine Belastung. Karl-Heinz meistert das mit behutsamer Aufmerksamkeit:

»Ich habe versucht, Ninas motorischen Verlust zu kompensieren und mich bemüht, schon vorher zu erkennen, wenn sie etwas brauchte. Damit wollte ich vermeiden, dass sie um alles bitten musste. Wenn ich ihr half, sollte es so dezent wie möglich sein. Zum Beispiel kann man etwas zum Trinken auf verschiedene Arten hinstellen. Ich tat es möglichst nebenbei und achtete darauf, ihr das Glas so diskret wie möglich näher zu schieben und den Strohhalm eher beiläufig anzubieten, zudem wollte ich Nina natürlich auch das Gefühl geben, sich nicht als Last fühlen zu müssen. Aber da waren ja nicht nur Nina und ihr Pflegebedarf, die Kinder forderten zu Recht ihren altersgerechten Tribut an Aufmerksamkeit und Unterstützung, beim Anziehen, Spielen, Essen, Beschäftigungen, Sport und natürlich ihren schulischen Aufgaben. Mir war klar, dass jeder seine Bedürfnisse hat und das durfte nicht außer Acht gelassen werden, ich wollte unter allen Umständen vermeiden, dass die Kinder irgendwann denken, sie mussten damals wegen Ninas Krankheit zurückstehen. Es gehörte zu unserem Bestreben in so einer großen Familie, es für alle richtig zu vermengen.«

Was auf keinen Fall aus den Augen verloren werden soll, ist das Bewusstsein um den Wert des Beisammenseins. Die Herbstferien 2014 verbringt die Familie auf Fuerteventura. Nina genießt die Tage besonders:

> Die traumhafte Aussicht aus meinem Schlafzimmer, die sanfte Brandung, die Sonne, die mich noch mal zärtlich küsste. Dass ich die Füße noch mal in den warmen Sand eingraben durfte und das Salz auf meiner Haut. Und wenn diesmal das letzte Mal gewesen sein soll, dann war es noch mal ganz besonders schön.

Nina, die beharrlich Abschied-Nehmende, nutzt jede sich bietende Gelegenheit, um sich des Glücks ihrer Existenz bewusst zu sein und artikuliert es stets auf Neue. Karl-Heinz zehrt heute sehr von dieser Erkenntnis:

»Jedes Erleben bekam eine neue, bisher nicht erfasste Bedeutung. Für Nina erhielt in dem Wissen, dass es vielleicht ihr letzter Urlaub ist, ihr letztes Essen, das letzte Getränk, der letzte Bissen, der letzte Satz oder das letzte Wort, das sie schreiben kann, die momentane Gegenwart eine unglaubliche Qualität. Für mich natürlich ebenfalls. Wenn man sonst einen schönen Urlaub verbringt und der ganz schnell verblasst, weil man vielleicht bereits auf der Heimfahrt an den nächsten denkt – das war vorbei. Die fast unvermeidliche Entwertung des Erlebten durch die Aussicht auf Wiederholung war plötzlich verschwunden, im Nachhinein ein großes Geschenk, jeder Moment war nahezu maximal intensiv. Dazu Ninas vollendetes Vertrauen zu spüren beeinflusste das Gefühl meiner Liebe noch mal erheblich. Ich habe jeden Augenblick extrem genossen, alles, was wir zusammen erlebten, in jedem Zusammensein, weil du weißt und fühlst, dass es so niemals wiederkommen wird.«

Karl-Heinz in einer Nachricht an seine Frau:

Das ist ganz sicher: Unsere Liebe ist so unglaublich vielfältig. Nicht nur körperlich, sondern vor allem seelisch. Ich kann mich glücklich schätzen, eine Frau wie dich gefunden zu haben, etwas Besseres hätte mir in meinem Leben nicht passieren können.

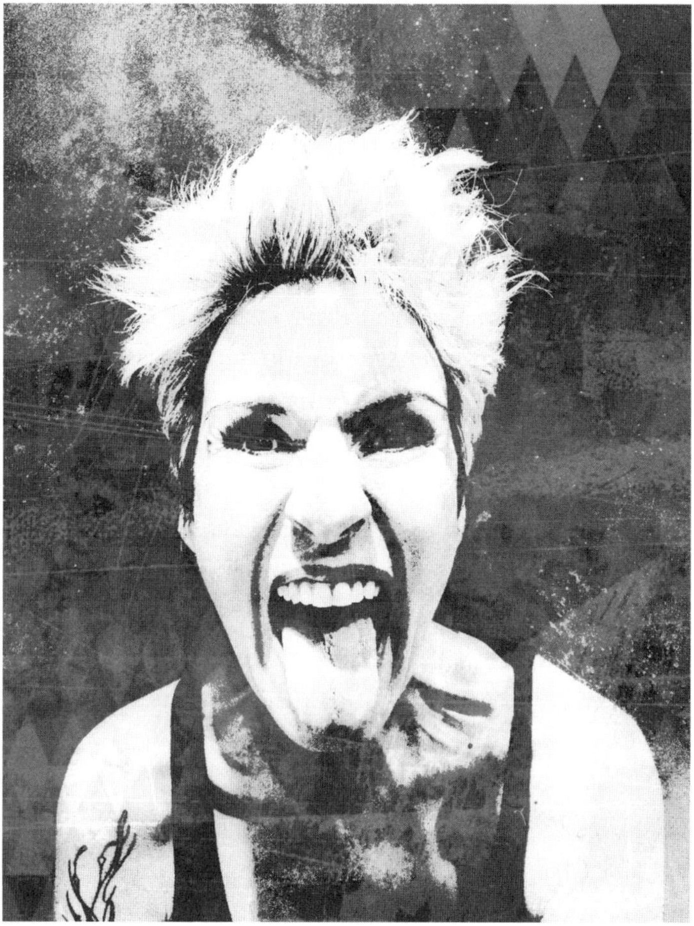

Glaube, Liebe, Sarkasmus

Liebe Freunde,

ich hätte für die kommende Saison günstig ein paar der begehrten VIP Premium »Arschkarten« abzugeben. Natürlich mit dem sensationellen Ausblick auf »Dinge, die kein Mensch braucht« in der exklusiven Gold Lounge und selbstverständlich inklusive dem »Erfahrungen, die du niemals machen wolltest«-Rundum-Sorgenvoll-Schmerz-Erlebnis-Paket.

Das ist echt ein einmaliges Angebot, das so schnell nicht wieder kommt. Die besondere Geschenkidee für all die lieben Menschen, die wirklich alles haben und immer auf der Suche nach dem besonderen Kick sind. Jetzt die Gelegenheit zum »Fest der Liebe«. Gerne gegen Abholung.

Wie ich Weihnachten dick hab 😝

Wenn die Welt am dunkelsten ist und Hoffnungslosigkeit allgegenwärtig, hilft manchmal nur noch beißender Humor. Ninas schonungsloser, ungefilterter Blick auf ihre Situation spitzt zu, überrascht, provoziert. Denn mit Witz lassen sich tragische und komische Aspekte auf derart vermeintlich unangemessene Art zusammenbringen, dass einem am Ende nur noch das befreiende Lachen übrigbleibt. Was für manche makaber und schockierend anmutet, angesichts eines so ernsten Themas wie dem Sterben eine Form von Fröhlichkeit zu entwickeln, hat für die, die es ausleben, etwas Befreiendes.

Selbst wenn dahinter nicht das konkrete Anliegen steckt, die Angst auszulachen, den Schmerz wegzulachen oder sich angesichts des Sterbens einfach totlachen zu wollen, kann es doch hilfreich sein, in einer trostlosen Lage einen Perspektivwechsel zu vollziehen, der das Absurde offenbart. Dem schwarzen Humor freien Lauf zu lassen gelingt insbesondere den Menschen, die schon immer ein Faible für einen ironischen Blick auf die Dinge besaßen. Bei Nina tritt diese Seite an ihr in der Krankheitsphase mehrfach hervor:

»Nina war eigentlich schon immer sarkastisch, mit einem leichtem Hang zum Zynismus. Mit Humor überwindet man den einen oder anderen dunklen Gedanken. Oft konnten wir damit an sich unangenehme Situationen retten, etwa, wenn ich Nina auf die Toilette begleitet habe. Wenn dann Situationskomik entstand, haben wir unsere Witze darüber gemacht: etwa, wenn wir an einem Strand in Spanien versuchten, uns mit einem Rollstuhl in eine winzige Toilette zu quetschen und drinnen noch entsprechende Bewegungsfreiheit benötigten. In solchen Momenten hat es sehr geholfen, bissige Bemerkungen abzulassen, gemeinsam zu lachen und damit all das erträglicher zu machen. Es zählte an sich ja zu unserem Anliegen, noch eine möglichst gute Zeit miteinander zu verbringen, also führt man nicht nur tiefgreifende, philosophische Gespräche, sondern auch mal lustige. Manchmal waren wir einfach nur albern. Einmal lag Nina in der Badewanne, im Wasser schwamm eine Gummiente, und uns fiel nur Blödsinn ein.«

Karl-Heinz filmt, wie so oft, diese kleine Episode mit dem Handy. Eine wertvolle Erinnerung. Er hält Nina fest, mit ihrer Lust am Ausgelassensein. Er konserviert das Bild einer Frau, die gelähmt und bereits in ihrem Körper gefangen, die Lebensfreude nicht verliert und beweist einmal mehr, dass dieses Paar nicht nur an Erinnerungen »aus glücklicheren Zeiten« festhält, sondern jetzt die glücklichen Momente in unglücklichen Zeiten herausfiltert.

Von Karl-Heinz stammen die meisten Fotos, die man von Nina kennt. Er ist ein leidenschaftlicher Fotograf, die Bilder sind akribisch nach Datum sortiert, oftmals noch mit Ortsmarkierungen verknüpft. Eine richtiggehende Datenbank mit Momentaufnahmen aus der Zeit des Kennenlernens, der Hochzeit, der Geburten der vier Kinder. Die chronologischen Fotos der Familienfeiern wie Taufe und Kommunion zeigen eine stetig wachsende Familie, meist alle komplett in Tracht gekleidet. Die Jungen in Lederhose mit kariertem Hemd und Janker, die Mädchen im Dirndl, manchmal Ton in Ton mit Ninas Kleid. Karl-Heinz, der ausnahmsweise gerade mal nicht selbst auf den Auslöser drückt, stets ganz traditionell mit Weste und Wadenwärmern zur kurzen Lederhose. Während auf den Fotos hin und wieder eins der Kinder ein wenig skeptisch in die Kamera schaut und Karl-Heinz manchmal einen coolen, lässigen Blick an den Tag legt, zeigt Nina fast durchgehend auf allen Fotos ihr glückliches Strahlen, mit dem sie in der Zeit der Erkrankung so viele begeistert und manche irritiert. Nur wenige der von ihr veröffentlichten Fotos bilden die nachdenkliche Nina ab. Meist blickt sie direkt in die Kamera mit einem offenen Lachen, das aussieht, als wäre das Bild gerade in einem sehr lustigen oder besonders glücklichen Moment entstanden. Eine sehr bewusste Entscheidung:

»Einerseits war es das, was Nina von sich preisgeben wollte und was ihr im Übrigen völlig entsprach: nicht das Bild einer schwachen, kranken Frau, die Mitleid erregt, sondern das einer starken, mutigen Persönlichkeit, die beeindruckt. Verstärkt wurde das durch Ninas gesamtes Erscheinungsbild. Sie war sportlich, attraktiv, gestylt bis ins Detail. Perfektes Aussehen war ihr immer wichtig. Sie war ein sehr körperlicher Mensch. Genau damit ist sie aufgefallen. Nina hat ja in keiner Weise das Klischee einer Sterbenden erfüllt. So klar und knallhart ihre Texte über den Tod sind, so wenig hat sie ausgesehen wie jemand, der sich damit so intensiv beschäftigen müsste. Diese Diskrepanz hat für viele den Reiz ausgemacht, sich mit Ninas Gedanken auseinanderzusetzen. Für manche mag es das sogar ein Stück weit erleichtert haben, Zugang zu finden und sich damit erst darauf einlassen zu können. Es war Teil ihres Konzeptes für die Öffentlichkeit, die positiven Momente abzubilden. Ebenso bewusst entstanden unsere Privatbilder, die einen Schatz an bleibenden Erinnerungen darstellen. Die Fotos sind mit wunderschönen Augenblicken verknüpft, im Urlaub, bei einem Ausflug, in einem innigen Moment hier zu Hause. Wenn wir das dann anschauen, und uns erinnern, wie glücklich wir alle sind, überträgt sich das beim Betrachten wieder auf uns. Genau das war Ninas Ziel, diese Gefühle aufrechtzuhalten. Natürlich stellt das nur einen sehr begrenzten Ausschnitt dar. Ich hätte Nina nie in einem der Momente fotografiert, in denen es ihr schlechtging. Diese Augenblicke gab es zweifellos zuhauf. Wenn man heulend dasitzt, sagt ja keiner: *Schatz, mach doch mal ein Foto von mir, um das jetzt festzuhalten!* Wenn ich also auf meinem Computer fünfzehn Ordner mit Bildern anschaue, auf denen wir alle in die Kamera lächeln, dann reden wir über fünfzehn Tage. Das Jahr hat aber 365, und darunter waren ganz furchtbare Tage. Genau genommen war eigentlich jeder Tag furchtbar, er wurde nur durch schöne Momente durchbrochen.«

Gestern hatten wohl einige von euch unabhängig voneinander eine melancholische Anwandlung, alte Fotos in meiner Chronik zu liken, das stimmte mich sehr nachdenklich. Die wenige noch lebenswerte Zeit will ich mit den unglaublich lieben Menschen verbringen, die mich zu schätzen wissen und die die Kraft besitzen, diese unfassbare Situation auszuhalten und Freude daran haben, mit mir ihre Zeit zu verbringen.
Ich habe nicht mehr viele Träume, aber wünsche mir, mit euch gemeinsam noch einige schöne Erinnerungen zu konservieren. Ich nehme meinen gnadenlosen Feind jetzt an die »Hand« und mach ihn mir zum Freund. Ich versuche, mit ihm im Einklang so lange zu tanzen, wie es noch zu ertragen ist und die Musik laut ist und rockt.

Nina schafft es zwar immer wieder, sich mit positiven Gedanken zu motivieren, aber es fällt ihr zunehmend schwerer. Ihr körperliches Bewegungsvermögen steht kurz vor dem nächsten großen Einschnitt. Noch kann sie ein paar Schritte gehen und sich innerhalb eines sehr begrenzten Radius selbst fortbewegen, doch bald wird diese Fähigkeit für immer verloren sein. Nina gleicht tapfer nach wie vor jede Verschlechterung durch alternative Gesten und Bewegungen aus. Doch sie fürchtet jeden neuen Verlust, der unweigerlich in die physische Isolation führen wird. Karl-Heinz, der seine Frau liebevoll umsorgt und bei allem unterstützt, erinnert sich noch immer ungläubig an diese Zeit: »Für mich ist es heute völlig unvorstellbar, wie das überhaupt funktioniert hat. Wie wir das gemeistert haben. Ich werde das oft gefragt: ›Wie habt ihr das bloß geschafft?‹ Ich muss dann immer antworten: ›Ich weiß es nicht.‹ Das Interessante ist, dass man es sich vorher nicht ansatzweise ausmalen kann, und hinterher lässt es nicht mehr erklären. Man kann es nur ertragen. Die ganzen Vorbehalte, die man sonst hat, spielen plötzlich keine Rolle mehr. Wer seine Partnerin, seine Eltern, einen lieben Freund zu Hause pflegen möchte, kann den Satz: ›Dies oder jenes mache ich nie im Leben!‹ einfach mal komplett streichen. Irgendwann kommt der Punkt, da muss buchstäblich alles gemacht werden. Natürlich ist es ein Prozess, in den man hineinwächst und der war, zumindest bei uns, mit vielen Gesprächen verbunden. Letztendlich kann man diese Thematik mit zwei unterschiedlichen Haltungen betrachten: Holt man sich professionelle Hilfe oder übernimmt man die Pflege selbst? Soll es jemand erledigen, der einem ganz fremd ist, oder jemand, der einem besonders nahe steht? Da befinden wir uns in einem Spannungsfeld zwischen ›einen Job abwickeln‹ und ›einen Liebesdienst erweisen‹, aber auch ›delegieren‹ und ›zumuten‹, je nach Betrachtungsweise und persönlicher Befindlichkeit. Wie das im jeweiligen Fall für alle am besten ist, können nur die Beteiligten selbst entscheiden. Bei uns war ganz schnell klar, dass ich diese Aufgaben übernehmen werde. Pflege hat für mich ganz viel mit Vertrauen zu tun. Während sich die Person, die gepflegt werden muss, fragt: ›Was lasse ich zu?‹, muss sich die andere fragen: ›Was traue ich mir zu?‹ Sowohl Nina als auch ich konnten uns nur vorstellen, dass ich derjenige sein würde, der ihr die Haare macht, sie schminkt, sie anzieht. Dass dafür kein fremder Mensch extra zu uns ins Haus kommt. Aber es gibt ja noch ganz andere Dinge, und die will man weder von der einen noch von der anderen Person ausgeführt haben. Trotzdem geht man diesen Weg gemeinsam weiter, so war es zumindest bei uns. Unsere Beziehung war so fest, da haben solche Vorbehalte für uns keine Rolle gespielt. Auch später, als wir mal punktuell Leistungen Externer in Anspruch genommen haben, wurde von diesen pflegerisch praktisch nichts gemacht. Da ging es lediglich um Anwesenheit, wenn ich mal kurz in die Arbeit musste, damit Nina nicht alleine war. Ich habe Ninas Pflege komplett übernommen, mit allen Konsequenzen. Das, was hier zu tun war, sahen wir als eine Aufgabe zwischen uns. Für mich als ihrem Mann, mit dem man das Intimste und Innigste im Leben geteilt hat, zählte es zur Erfüllung meines Eheversprechens.«

Der wahre Sinn des Lebens ist die Liebe. Wir finden den Weg nicht alleine, nur miteinander.

Für alle, die in ihrem Leben bereits jemanden gepflegt haben, erscheint dies fast übermenschlich. Dabei geht es nicht nur um die Überwindung jeder Schamgrenze, was per se schon eine bemerkenswerte Aufgabe ist. Es bringt Pflegende selbst an ihr Limit und das in jeder Hinsicht. Noch kann Nina sich in begrenztem Maße bewegen, doch zu Beginn des Jahres 2015 wird sie ihre Gehfähigkeit verlieren. Karl-Heinz wird sie ab diesem Zeitpunkt tragen, wann immer es nötig ist. Er wird sie in die Badewanne heben, auf den Toilettensitz, ins Auto. Er wird sie mehrmals in der Nacht umdrehen und ihr immer wieder diverse Kissen als Stütze richten, auch tagsüber, um Ninas Körper in eine für sie bequemere Sitz- oder Liegeposition zu bewegen und einem Wundliegen vorzubeugen. Er wird ihr das Essen zubereiten, morgens, mittags und abends, es mundgerecht zerteilen und, sobald sie dazu nicht mehr selbst in der Lage ist, wird er Nina das Essen anreichen. Immer bemüht, dies würdevoll und mit großer Zuneigung auszuführen.

Nina, die dies sehr wohl weiß und entsprechend wahrnimmt, versucht ihrerseits, all das anzunehmen. Immer gelingt es ihr nicht, wie sie an Silvester 2014 schreibt:

Mein körperlicher Verfall trifft mich an meinen wundesten Punkten, an meiner Ehre und meiner Eitelkeit. Ich verliere alles, nicht nur meine Mobilität, sondern auch meine Selbstbestimmung und meine Würde. Ich schäme mich für meinen Körper, der langsam und dennoch viel zu schnell sichtbar vergeht, obwohl mich keine Schuld trifft. Meine Muskulatur schwindet, und zurück bleibt eine viel zu große, leere Hülle. Haut und Knochen. Es erfüllt mich mit Scham, wenn andere sehen, wie ich die einfachsten Dinge nicht mehr machen kann und sichtlich geschockt sind, wie ich es hilflos trotzdem versuche. Dennoch möchte ich noch immer stark sein und das Beste aus diesem grausamen Schicksal machen. Auch die mentale Kraft schwindet langsam, und ich verliere immer mehr an Lebensfreude und den Lebenswillen. Ich fühle zum ersten Mal seit langem wieder Angst. Angst, vor dem was kommt und was noch schlimmer sein wird als das, was mich jetzt schon beherrscht und sich so schon unerträglich anfühlt. Insgeheim hoffe ich immer öfter im Stillen, Gott möge wenigstens jetzt gnädig zu mir sein und mich morgen einfach für immer schlafen lassen.

Die Frage nach Gott drängt sich manchen auf, angesichts eines Schicksals wie Ninas. Steckt dahinter ein Plan, ein göttlicher Willen, eine Prüfung? Wer könnte dies beantworten? Nina formuliert es in ihrer launigen Art einmal auf Facebook:

Entschuldigung!!! Weiß von euch jemand, ob der »liebe Gott« hier auf Facebook 'ne Seite hat?? Wollte ihm gerne mal ein paar Fragen an seine Pinnwand posten.

Ninas scherzhafte Formulierung impliziert bereits ihre Antwort. Nirgends, schon gar nicht auf Facebook, findet man eine göttliche Anlaufstelle für existentielle Fragen, keine Chatfunktion in den Himmel und keine Beschwerdestelle für persönliches Unglück.

Könnte man in seinem Glauben Halt finden? Wäre es tröstlich, hinter all dem etwas erkennen zu können? Was könnte weniger bitter sein: zu erfahren, dass man bewusst ausgewählt wurde, um Schmerzen zu erleiden, oder dass es einen aus purem Zufall trifft? Hätte man die Chance, dem etwas entgegenzusetzen? Besteht die Möglichkeit, dass das Flehen um Linderung oder Verschonung erhört wird?

In der Zeit, in der Nina spürt, dass ihre Erkrankung in eine neue Phase eintreten wird und sie bald weitere entscheidende Alltagskompetenzen verliert, treten Glaubensfragen bei ihr zunehmend in den Vordergrund. Als die Familie in den Weihnachtsferien 2014 nach Ägypten verreist, schreibt Nina an Silvester einen zweiten Text:

> Das mit dem Glauben ist echt so eine Sache. Natürlich glaube ich an irgendwas, nur fällt mir das zunehmend schwerer. Egal, für was ich in vierzig langen Jahren gebetet habe, es kam alles anders. Nur sehr wenig wurde erhört. Ich habe deshalb schon vor langem aufgehört, etwas für mich zu erbitten und bete nur noch für das Wohl meiner Familie. Bei mir hat es einfach keinen Sinn gemacht. Ich denke, es muss ein grausamer Gott sein, von dem es heißt, dass er die, die er am meisten liebt, aufs Härteste prüft. Ich glaube, das ist in Wahrheit alles ein dummer Selbstbetrug, mit dem man schlimme Dinge im Leben »schönredet« und diese somit erträglicher werden. Das ist ähnlich, wie wenn man in einen Hundehaufen tritt, das soll ja angeblich Glück

bringen. So ein Scheiß! Das ist einfach nur blöd gelaufen, nichts anderes.
Es ist echt kaum zu begreifen, wie ich hier so am Meer sitze, bei strahlendem Sonnenschein und türkisfarbenem Wasser und so gar nichts mehr machen kann. Keine hundert Meter entfernt liegt das Haus-Riff, aber an Tauchen oder nur Schnorcheln ist nicht im Entferntesten zu denken. Wie auch, wenn ich nicht mal mehr selbständig von der Sonnenliege hochkomme und mir nach dem Aufstehen ist, als hätte ich eine Flasche Wodka alleine ausgetrunken. Woraus ich in Zukunft noch Freude schöpfen werde? Ich weiß es nicht. Ich denke, ich kann mich nicht nur für das freuen, was andere erleben, dafür bin ich einfach nicht geschaffen. Wer weiß, vielleicht nennt mich Gott dafür jetzt auch noch einen Egoisten😂, wundern würde mich gar nichts mehr.
Und dabei wäre ich eigentlich nur noch ein paarmal gerne für ein paar mehr Stunden glücklich gewesen. Ein ganzes Leben fremdbestimmt und jetzt zunehmend gefangen in mir selbst. Kein Horrorfilm könnte grausamer sein. Immer öfter wünsche ich mir, einfach morgen früh nicht mehr aufzuwachen, dann wäre endlich alles Leiden vorbei. Ich würde niemandem mehr zur Last fallen, und auch die Sehnsucht, die Liebe wieder mit mehr Leben füllen zu können, die einfach nicht enden will, wäre endgültig vorbei.
Ich war schon lange nicht mehr richtig glücklich, deshalb glaube ich nicht, dass der Jahreswechsel für mich daran irgendetwas ändern wird. Erfreulicherweise kann ich mich noch sehr gut an meine letzten glücklichen Momente erinnern, und oft gelingt es mir: einfach nur die Augen kurz zu schließen, um daran zu denken und das »Glücklichsein«

noch mal kurz zu fühlen. Solange mir das noch gelingt, gebe ich die Hoffnung noch nicht endgültig auf, erwarte aber auch nichts mehr. Am Ende reicht es mir, wenn ich einfach eines Morgens nicht mehr aufwache.

Nina schreibt in diesen Tagen oft über Gott bzw. über göttliche Mächte. Ob sie darin Trost finden kann, hält Karl-Heinz dennoch für fraglich: »Es war jetzt nicht so, dass Nina darüber zum Glauben zurückgefunden hätte. Sie war ja nicht in der Kirche. Ausgetreten ist sie vor vielen Jahren, da wohnten wir noch in der Ruffinistraße, das war also ganz zu Anfang unserer Beziehung. Sie glaubte nicht an die Institution Kirche, unabhängig davon, dass es mit eine monetäre Entscheidung war. Damals bekam sie einen wirklich bösen Brief von der zuständigen Pfarrei in Neuhausen, mit der Warnung, dass sie sich das im Hinblick auf den Tag des Jüngsten Gerichts gut überlegen müsse. So ein Austritt sei keine leichtfertige Entscheidung, die man alleine träfe, sondern solle mit den Eltern besprochen werden. Das Ganze hatte durchaus einen drohenden Unterton und hat Nina ziemlich aufgebracht. Ob Nina wirklich an Gott glaubte, vermag ich nicht zu sagen, eher wohl an eine übergeordnete Macht. Am ehesten an so etwas wie Schicksal oder eine Art Fügung. Ich persönlich kann daran nicht glauben. Die Vorstellung fände ich sogar traurig. Denn wenn das eigene Leben einem Plan unterliegt, hieße es, dass irgendwo jemand sitzt, der die Fäden in der Hand hält und man selbst hätte lediglich die Funktion einer Marionette. Das widerspricht meinem darwinistischen Verständnis unserer Existenz. Nina war da schon anders, und das haben wir gegenseitig toleriert.«

Anfang Januar 2015 formuliert Nina eine Art kleines Gebet:

> Lieber Gott, du lässt mich spüren, dass ich dir jetzt langsam folgen sollte und ich dir Vertrauen schenken muss, um mich in deine schützende Obhut zu begeben. Bitte sei jetzt ein bisschen gnädig mit mir und behandle meine kleine Seele mit mehr Vorsicht und Zuneigung, als du mich meinen Körper spüren ließt. Beschütze mich bitte in dieser schweren Zeit und lass mir wenigstens meine Erinnerungen an all die wunderschönen Momente mit den Menschen, die mich begleiten und die mir so wertvoll sind, nicht zu schnell verblassen. Beschütze bitte meinen lieben Mann und meine wunderbaren Kinder vor allzu großem Unheil. Hilf bitte meinen Kindern, dass sie die guten und nach Gerechtigkeit strebenden Menschen werden, die ich ihnen bei ihrer Geburt versprochen habe, durch mein unerbittliches Zutun zu werden. Trage sie mit deiner Wärme und Güte durch das tiefe Tal der Tränen und ihrer Trauer und lass sie irgendwann verstehen, warum du ausgerechnet die, die du am meisten liebst, aufs Härteste prüfst.

Ninas Sorge gilt ihren Lieben. Ihre Kinder in diesem Alter zurücklassen zu müssen ist besonders schmerzlich. Lola ist zu dem Zeitpunkt gerade mal vier Jahre alt. Daher spielt in Ninas Gedankenwelt immer wieder die Frage, ob es danach, in einem Jenseits, ein Wiedersehen geben könnte, durchaus eine Rolle. Könnte die Seele unsterblich sein?

Eine Vorstellung, die Religionen wie das Christentum und der Islam kennen. Am besagten Tag des Jüngsten Gerichts, wenn alle Toten auferstehen, soll demnach anhand der begangenen guten oder schlechten Taten entschieden werden, ob eine Seele im Himmel oder in der Hölle landen wird. Die Summe des positiven und negativen Handelns bestimmt auch im Hinduismus und Buddhismus den Fortbestand der Existenz. Hier vertraut man auf den Zyklus der Wiedergeburt, der erst endet, wenn moralische und spirituelle Erleuchtung erlangt wird. Die Variationsbreite an möglichen Vorstellungen, wie das Leben danach aussehen könnte, ist groß. Manche stellen sich vor, in der Natur aufzugehen, aus der sie entstanden sind. Andere, dass sie sich einreihen in ihre Ahnen, vielleicht sogar »drüben« von ihnen in Empfang genommen zu werden. Selbst die, die jeglichen Glauben an ein Jenseits kategorisch ablehnen, hoffen darauf, durch ihre Kinder weiterzuleben und versprechen sich ein weiteres Dasein durch die Menschen, die sich an sie erinnern werden. Natürlich führen Nina und Karl-Heinz immer wieder lange Gespräche darüber:

»Von meiner Seite aus war das sicher ernüchternd. Als Physiker bin ich da sehr klar: Ich glaube nicht, dass nach dem Tod noch etwas kommt. Es ist einfach aus danach. Das hört sich wahnsinnig traurig an und ist keine wirklich behagliche Vorstellung. Natürlich wäre es ungemein tröstlich zu wissen, dass man sich irgendwann wiedersieht. Dieses Bild, dass Nina jetzt von oben auf uns herunterschaut, so wie Lola es in ihrer kindlichen Welt im Moment empfindet, kann einen schon warm ummanteln. Gerade für ein kleines Kind kann das wirklich hilfreich sein.

Jetzt könnte ich mir diese unbefangene Herangehensweise vielleicht ebenfalls wünschen, aber es lässt sich einfach nicht mit meiner Vorstellung und Bildung vereinbaren. Nina dagegen hat schon geglaubt, dass die Seele erhalten bleibt.«

Auf alle Fälle vertraut Nina auf das innige Band der Liebe. Sie notiert im Juni 2015:

Nun bin ich ganz sicher, dass es irgendwo mit diesem Gefühl Liebe weitergehen wird: »Was man tief in seinem Herzen besitzt, kann man nicht durch den Tod verlieren«, das wusste schon Goethe. Das gilt aber sicher nicht nur für die, die »bleiben«, sondern auch für die, die »gehen«. Denn Herz und Seele sind doch irgendwie eins.

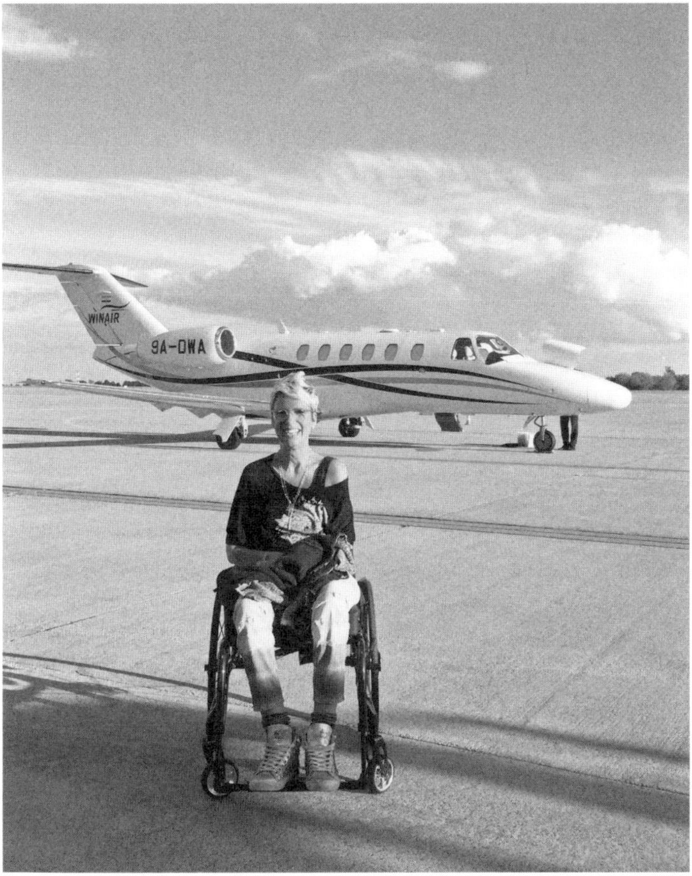

Von anderen behindert

Der erste Urlaub mit eigenem Rollstuhl ist zu Ende, und in der Rückschau ist es schon merkwürdig, in dieser neuen, niedrigen Perspektive. Obwohl es sicher von niemandem beabsichtigt ist, so ist man doch schlagartig ein Mensch »zweiter Klasse«. Alle lächeln einen plötzlich so süßlich wohlwollend an. Bestimmt habe ich das früher aus Verlegenheit auch gemacht. Vielleicht soll das ja heißen: »Oh, ich fühle mit dir«, aber es fühlt sich eher an, wie: »Mann, du arme Sau!« Ob man das tatsächlich nicht merkt, wie unglaublich blöd man schauen kann, wenn man mein Erscheinungsbild nicht mit einem Rollstuhl im Gehirn zusammenbringt? Manche Menschen »glotzen« förmlich. Das ist fast peinlich. Ich habe schon als kleines Kind gelernt, dass man Menschen, die ein Handicap haben, anders aussehen oder sich merkwürdig benehmen, nicht so anstarren soll. Außerdem fiel mir auf, dass manche nun nicht mehr direkt mit mir sprechen, sondern mit demjenigen, der mich »begleitet«.
In den achtziger Jahren waren viele meiner Freunde, ebenso wie ich, Fans von Gerhard Polts »Fast wia im richtig'n Lebm«. Wenn man also sagte: »Mog er a Bier?«, wusste eigentlich jeder, was gemeint war und konnte sich an den peinlich berührenden Sketch bestens erinnern. Aus aktuellem Anlass habe ich mir die Mühe gemacht und diesen Knaller bei YouTube gesucht. Zu meiner Freude wurde ich tatsächlich fün-

dig. Manche von Euch werden jetzt bereits leise schmunzeln, weil sie wissen, was kommt! Genau so soll es sein, denn Gerhard Polt zeigt diese Situation natürlich wie immer überspitzt. Aber im Grunde passiert mir fast täglich in erschreckender Weise genau das, was in diesem Sketch gezeigt wird. Dass Menschen vorschnell gedankenlos urteilen und glauben, ihre eigene, unbedachte Meinung äußern zu dürfen. Darf man mich denn wirklich am Sonntag, wenn man mich zufällig trifft, fragen, ob ich mich jetzt schon mal mit Sterbehilfe befasst habe und ob das denn was für mich wäre? Oder tatsächlich annehmen, nur weil ich nicht mehr laufen kann und meine Arme und Hände sowie der Großteil meines Körpers bewegungslos sind, ich deshalb gleichzeitig geistig behindert bin und man jetzt besonders langsam mit mir sprechen muss?

Seit Nina Ende 2014 für längere Strecken auf einen Rollstuhl angewiesen ist, macht sie neue, bisher unbekannte Erfahrungen. Schenkte man ihr früher eher interessierte Blicke aufgrund ihres guten Aussehens, schaut man jetzt auf sie herab. Der Sketch »Eine spontane Geste«, der Nina ins Gedächtnis kommt, stammt aus dem Jahr 1983. Analytisch genau legte Gerhard Polt schon damals den Finger auf den Punkt, den Nina im Jahr 2015 immer wieder durchleben muss: Wer im Rollstuhl sitzt, also offenbar körperlich eingeschränkt ist, dem kann es passieren, dass ihm damit ebenfalls die intellektuellen und kognitiven Fähigkeiten aberkannt werden. Die Persönlichkeit mit ihren individuellen Kenntnissen und Qualifikationen verschwindet hinter einer stereotypen Schlussfolgerung. Festgefahrene

Bilder im Kopf des Gegenübers, gespeist aus hartnäckigen Klischees, die mit der Person, die da vor einem im Rollstuhl sitzt, nichts gemein hat. Worüber man bei Gerhard Polt lacht, weil er im Wirtshaus gnadenlos den jungen Mann im Rollstuhl ignoriert, obwohl dieser ihm geduldig auf alles antwortet, ist bitterer Ernst. Nina lernt schnell, dass sich in den letzten dreißig Jahren bei manchen Mitmenschen nichts geändert hat. Sie erlebt, dass, wie bei Polt, über ihren Kopf hinweg Konversation mit ihrer Begleitperson geführt wird. Im Sketch gipfelt die Ignoranz des Stammtischlers in der Frage: »Mog er a Bier?« an den begleitenden Zivildienstleistenden, worauf die beiden jungen Männer das Lokal verlassen. Karl-Heinz erinnert sich durchaus an ähnliche Situationen: »Wenn wir mit dem Rollstuhl unterwegs waren, gab es tatsächlich Leute, die nicht mit Nina, sondern mit mir als ihrem ›Fahrer‹ redeten. In Boutiquen fragte man mich: ›Braucht *sie* was? Ist das für *sie*?‹ Dass sie von Nina in der dritten Person sprachen, war schon extrem merkwürdig, sie war ja schließlich anwesend. Irgendwann bin ich daher dazu übergegangen, Nina zwar in das Geschäft zu begleiten, mich dann aber recht zügig zu entfernen, so dass das Personal gezwungen war, sie anzusprechen. Ich erwähne das wirklich vorwurfsfrei, denn im Grunde kann man nur Mitleid empfinden, wenn jemand nicht in der Lage ist, adäquat mit so einer Situation umzugehen. Wie groß die Berührungsängste bei uns hier sind, merkt man bei einem Besuch in Amerika. Als wir das erste Mal mit dem Rollstuhl in New York unterwegs waren, wurde Nina behandelt wie bei jedem Besuch davor, vielleicht sogar noch eine Spur offener und empathischer.

Dort würde es nie passieren, dass man die Begleitung anspricht und nicht die Person im Rollstuhl. Bei uns spürt man oft Angst und Unwissenheit, in Amerika gehören durch die vielen Kriegsversehrten augenscheinliche körperliche Einschränkungen sehr viel mehr zum Alltagsbild. Menschen mit Behinderung sind in den USA besonders geschützt. Wer sich da nicht entsprechend verhält, dem drohen sogar Strafen.«

Nina benutzt den Rollstuhl erstmals in den Herbstferien im Oktober 2014. Zuvor steht er monatelang in der Garage. Jetzt wird er eingepackt für den Flug nach Fuerteventura. Am Flughafen in München setzt sie sich das erste Mal hinein. Nina kann noch ein paar Schritte eigenständig gehen, aber für die längeren Strecken durchs Flughafengebäude reicht ihre Kraft nicht mehr aus. In Spanien nutzt sie den Rollstuhl für die Wege in der Anlage, an den Strand und zum Pool. Das Gehen bereitet ihr große Schwierigkeiten, besonders anstrengend ist das Laufen im Sand. Dennoch ist es ihr sehr wichtig, gerade dort Fotos zu machen. Nina im Bikini, mit Sonnenbrille, strahlend. Direkt am Meer, mit den Kindern, die Hand auf ihre Große gestützt. Das Festhalten der außergewöhnlichen Momente für die Familie, dafür nimmt sie die Mühe in Kauf. Zurück in München erledigt sie ihre Weihnachtseinkäufe im Rolli. Er begleitet sie in die nächsten Ferien, als die Zachers über Silvester nach Ägypten fliegen, und für die spontan entschiedene Reise in den Osterferien 2015 soll er ebenfalls mit an Bord. Nicht frei von Umständen, wie Nina notiert:

Was man alles so erleben darf im Alltag, ist schon schier unglaublich! Gestern Abend hatte ich nun meinen Mann also endlich so weit, dass er meinem Unmut nachgab und meinem und dem Drängen der Kinder entsprach und doch noch Flüge in den Süden fand und diese auch direkt buchte. Bei der Online-Bucherei muss man bekanntermaßen immer größere oder kleinere Abstriche machen, deshalb konnte ich erst heute Vormittag den von mir benötigten Rollstuhlservice für die verschiedenen Flüge telefonisch dazubuchen. Die Mitarbeiterin der Hotline war zwar sehr bemüht, nur scheinbar von unserer Entschlossenheit ein wenig überrascht. Jetzt hat sie es bei uns ja nicht unbedingt mit blutigen Anfängern zu tun, was das Thema Fliegen angeht, sondern eher mit Profis, was vieles auch einfacher machen kann. Somit gab ich ihr unsere Flugnummer und bat sie, den Online-Buchungen jetzt nur noch schnell den Wheelchair-Service hinzuzufügen, bestenfalls mit meinem eigenen Rollstuhl. Ich landete mehrfach in der Warteschleife, vielleicht war sie ja noch in der Ausbildung und musste einen Kollegen zu Rate ziehen. Als sie mich aber fragte, ob ich den Rollstuhl-Service sowohl für den Hin- als auch für den Rückflug benötigen würde, musste ich wirklich herzhaft lachen und fragte ungläubig nach, ob sie denn glaube, dass die Reise mit der gebuchten Airline solche Wunder vollbringen könnte? Oder ob ich gegebenenfalls damit rechnen dürfte, auf der Rückreise, aufgrund der magischen Erlebnisse des Urlaubs, der berauschenden Höhe und aufgrund der räumlichen Nähe zu Gott hoch über den Wolken, auf meinen Rollstuhl dauerhaft verzichten zu können? Am anderen Ende der Leitung war nichts als Schweigen zu hören.

Könnte man diese Anekdote mit der vermuteten Wunderheilung noch unter dem Stichwort »amüsant« verbuchen, sorgt ein Vorfall im Herbst 2015 für eine wirklich bittere Erfahrung in Ninas Leben. Wieder ist sie mit dem Flugzeug unterwegs, diesmal geht es nach Hamburg für die Talkshow mit Markus Lanz. Inzwischen hat sich Ninas Muskulatur weiter zurückgebildet, laufen kann sie schon lange nicht mehr, ihre Hände und Arme nicht mehr bewegen. Von ihren früheren Flügen ist sie es gewohnt, am Flughafen durch Betreuungspersonal unterstützt zu werden, das sie zum Flugsteig begleitet. Dort wird gewöhnlich der eigene Rollstuhl durch ein schmaleres Modell ersetzt, mit dem man leichter durch die engen Gänge im Flugzeug gelangt. Normalerweise wird einem der Zustieg vor allen anderen Passagieren gewährt, so dass der anschließende Wechsel auf den eigentlichen Flugsessel diskret und ohne Zuschauer erfolgen kann. Wenn der Flieger an einem Finger am Flughafengebäude startet, fährt man mit diesem Bordrollstuhl über die Fluggastbrücke direkt zu seinem Sitz. Parkt die Maschine nicht am Terminal, sondern auf dem Vorfeld, stehen Fluggästen mit eingeschränkter Mobilität spezielle Fahrzeuge zur Verfügung:

»Üblicherweise gibt es sogenannte Hublifter. Das ist eine kleine Kabine auf einem Hubwagen, in die passen mehrere Rollstühle hinein, und damit wird man auf Höhe der Einstiegstür hochgehoben. Mit dem Bordrollstuhl fährt man dann in Ruhe und vor allen anderen zu seinem Platz. An sich ist das keine große Sache. An dem Tag, als wir zu der Talkshow flogen, gab es am ganzen Münchner Flughafen wohl nur zwei Hubfahrzeuge und für unseren

Flug war keines davon verfügbar. Die Dienstleistungsfirma, die die Betreuung am Flughafen abwickelt, schickte stattdessen eine Mitarbeiterin und einen Mitarbeiter. Sie war eine extrem zierliche Frau, er ein sehr beleibter Mann. Was dann folgte, war unglaublich peinlich und erniedrigend, für Nina eine wahre Katastrophe. Die beiden schleiften Nina die Gangway hoch, was durch deren Größenunterschied an sich schon nicht ungefährlich war. Dazu regnete es in Strömen, die Stufen waren rutschig, so dass Nina klatschnass und komplett fertig oben ankam. Angeglotzt von zweihundert Passagieren, weil wir die letzten waren, die an Bord gelassen wurden. Ich hätte Nina wahnsinnig gerne selbst die Treppe hochgetragen, leider wurde mir das aus Sicherheitsgründen verwehrt. Bei diesem Krankheitsbild sind besondere Kenntnisse gefordert, um zu wissen, wo und wie man ALS-Patienten richtig anfasst. Dadurch, dass irgendwann die gesamte Muskelspannung verschwunden ist und von den Erkrankten dann einfach keine Mithilfe mehr ausgehen kann, sind die richtigen Griffe extrem wichtig. Diese Aktion war wirklich ein Debakel und für Nina sehr entwürdigend. So etwas haben wir sonst nirgends erlebt. In anderen Ländern funktionierte das einfach besser, in Ägypten, wo Nina sehr höflich und zuvorkommend behandelt wurde, waren immer diese Hublifte im Einsatz. Hier in Deutschland bei unseren Flügen kein einziges Mal. In den USA läuft es vorbildlich, da ist das ein klar durchstrukturiertes System: Nach der Landung verlassen erst die anderen Fluggäste die Maschine, und dann wird man von einem Guide direkt am Sitz abgeholt, der leitet einen durch das komplette Flughafengebäude, samt Passkontrolle und Security. Diese Leute sind extrem locker, machen ihre Späßchen, so dass das richtig lustig ist. Bevor man das Gebäude verlässt, füllt man noch einen Fragebogen aus, mit dem man den geleisteten Service am Ende bewerten kann.«

Professionelle Dienste für Menschen mit Behinderungen, so wie Nina und Karl-Heinz es in den USA erleben, sollten heute eigentlich selbstverständlich sein. Jeden Tag verreisen überall auf der Welt Passagiere mit Bedarf an Unterstützung und barrierefreien Angeboten, und doch fehlt es vielerorts noch immer an den entsprechenden Möglichkeiten. Bahnsteige ohne Aufzüge, Sehenswürdigkeiten ohne Rampe und zu enge Toiletten ohne behindertengerechte Ausstattung verkomplizieren den Aufenthalt oder verhindern den Besuch eines gewünschten Zieles gänzlich. Insbesondere, wenn jemand einen schweren Elektrorollstuhl fährt, wie es bei ALS-Patienten im fortgeschrittenen Stadium üblich ist, können schon eine kleine Stufe oder ein schmaler Türrahmen ein unüberwindbares Hindernis darstellen.

Erneut zwingt Ninas neue Situation ihr traurige Erfahrungen auf. Zuerst musste sie ganz persönlich damit klarkommen, bewegungsunfähig und damit dauerhaft auf Hilfe anderer angewiesen zu sein. Im Blick von außen erlebt sie nun Stigmatisierungen und Schubladendenken und wird auf einmal mit Vorurteilen konfrontiert, denen sie in ihrem bisherigen Leben niemals begegnet wäre. Der Alltag stellt sie vor völlig neue Herausforderungen. Selbst von Behördenseite legt man ihr stetig Steine in den Weg, wie Karl-Heinz erzählt: »Direkt nach der Diagnose habe ich, wie es uns empfohlen worden ist, angefangen, die offiziellen Angelegenheiten mit den Behörden abzuklären. Es ist unvorstellbar, wie viel Raum das in Anspruch nimmt und welche Bearbeitungszeiten man dafür in Kauf nehmen muss. Den Antrag für den Schwerbehindertenausweis habe ich am 20. Januar 2014 gestellt. Eingetroffen ist er Anfang Dezember, also im Prinzip ein Jahr später. Allerdings kam da nicht das, was wir erwartet hatten, nämlich die Berechtigung, einen Behindertenparkplatz zu nutzen. Was uns nicht klar war: Allein ein Grad der Behinderung von hundert Prozent bzw. die Gewährung des Merkzeichens G (für Gehbehindert) heißt keinesfalls, dass man sich auf einen Behindertenparkplatz stellen darf. Der ist Menschen mit einer sogenannten außergewöhnlichen Gehbehinderung vorenthalten. Das sind zum Beispiel Querschnittsgelähmte oder Menschen, die an beiden Ober- oder Unterschenkeln amputiert sind. Ebenso einseitig Oberschenkelamputierte, die kein Kunstbein tragen können. Trotz des immensen Hilfebedarfes gehören ALS-Erkrankte für die zuständigen Behörden nicht dazu, was Nina ziemlich aufgeregt hat«:

> Ich frage mich ernsthaft, warum ich als Mutter von vier Kindern, in unserem Land (wo Hunde angesehener sind als Kinder, die ja nur stören), die so »nebenbei« in einem täglichen 16–18-Stundenjob jahrelang einen Betrieb mit fünfunddreißig sozialversicherungspflichtig beschäftigten Mitarbeitern hochgezogen hat und nun das unglaubliche Pech hat, eine seltene neurologische Systemerkrankung zu be-

kommen, mit der ich aktuell nur noch gefühlt 6–8 Monate leben werde (wenn ich mich, wie geplant, gegen eine künstliche Beatmung entscheide). Warum bekomme ich heute von unseren Behörden zum vierten Mal einen Schwerbehindertenausweis, den ich nicht mal zum Parken brauchen kann????? WARUM TUT MAN MIR DAS AN???? FUCK !!!!!
Reicht es noch nicht, um Himmels willen?
Die Begründung – ACHTUNG –:
»Als Schwerbehinderte mit außergewöhnlicher Gehbehinderung (Merkzeichen G) sind solche Personen anzusehen, die sich wegen der Schwere ihres Leidens dauernd nur mit fremder Hilfe oder nur mit großer Anstrengung außerhalb ihres Kraftfahrzeuges bewegen können. Eine Gleichstellung mit dem o. g. Personenkreis kann nicht vorgenommen werden.« 😳 Aha! Sorry, Ihr Behörden, mir fehlen die Worte und mir reicht's! Ihr habt es geschafft, ich mag nicht mehr.

Die Zachers wollen das nicht hinnehmen, und Karl-Heinz legt Widerspruch ein. Für ihn ist unerklärlich, warum Ninas Immobilität es nicht erfordern sollte, nahe an einem Krankenhaus, einer Behörde, einem Einkaufszentrum oder an ausgewiesenen Stellen in der Innenstadt parken zu dürfen? Schließlich ist Nina nicht mehr in der Lage, alleine in einen Wagen ein- bzw. auszusteigen. Sie ist dauerhaft auf einen Rollstuhl angewiesen, auch wenn ihre Gliedmaßen physisch noch vorhanden sind. Bei ihr ist es sogar ein Fortbewegungsmittel, das sie alleine gar nicht fahren kann, zumindest so lange sie noch keinen Elektrorollstuhl mit entsprechender Steuerung verwendet. Als ALS-Patientin sind ihre Hände und Arme nicht in der Lage, die manuelle

Mechanik etwa eines Greifreifenantriebs zu bedienen. Dennoch wird den Behörden bis zuletzt Ninas Lähmung, die dann den gesamten Körper beherrscht, nicht ausreichen für die Ausstellung eines positiven Bescheides. Schließlich findet Karl-Heinz einen anderen Weg, eine Parkberechtigung für Nina zu erhalten:

»Ich habe mich in diversen Foren von Betroffenen im Internet eingelesen und bin tatsächlich auf einen interessanten Tipp gestoßen. Es existiert nämlich neben der Möglichkeit des Antrags beim Versorgungsamt eine Regelung, mit der man einen Ausweis direkt bei der Kommune für das jeweilige Bundesland beantragen kann. Ich bin also umgehend zur Gemeinde Ismaning gegangen und fragte, ob man mir so einen Ausweis ausstellen könne? Da hieß es gleich: *Ja, das machen wir.* Dann hatten wir einen. Der war zwar nur in Bayern gültig, während der andere in der gesamten EU anerkannt wird, aber für uns war das ausreichend. Wir waren ja wirklich darauf angewiesen. Viele reguläre Parkplätze fielen weg, weil Nina gar nicht hätte aussteigen können. Ein Querparkplatz etwa ist nicht breit genug, um die Tür für den Zustieg in einen Rollstuhl zu öffnen. Ein behindertengerechter Parkplatz ist daher immer ein geräumiger Längsparkplatz, bei dem man sogar bei Bedarf am Heck eine Rampe ausklappen kann. Leider waren die ausgewiesenen Parkplätze oft zugeparkt, obwohl die Autofahrer da Gefahr laufen, abgeschleppt zu werden. Ich bin dann immer ein paarmal um den Block gefahren, bis ich einen passenden Platz gefunden habe.«

Selbst dort, wo Barrierefreiheit propagiert wird, heißt es immer wieder Abstriche machen. Nina sieht zu, wie in der

Allianz Arena in der Halbzeit die behindertengerechte Toilette von anderen Damen gestürmt wird, während sie draußen auf dem Gang in ihrem Rollstuhl wartet. Beim Konzert von Maroon 5 in der Münchner Olympiahalle kann sie sich nicht, wie gewohnt, einen Platz ihrer Wahl aussuchen:

»Für Rollstuhlfahrer sind lediglich Plätze in den obersten Rängen vorgesehen. Die sind am äußersten Rand, weit weg vom Geschehen auf der Bühne. Man muss ganz klar sagen, das sind wirklich doofe Plätze. Weiter unten ist ein Besuch unmöglich, denn in der ganzen Olympiahalle gibt es keine Aufzüge, sondern nur Treppen. Also keine Chance, so wie früher runter in die Arena zu kommen. Man kann nur da oben stehen oder es bleiben lassen. Was den Besuch in der Olympiahalle zusätzlich unangenehm macht, ist das Kopfsteinpflaster, das sich von draußen bis in die Halle hineinzieht. Es geht bis zu den Rollstuhlfahrerplätzen, und man muss sich ganz schön abmühen, das ist wirklich beschwerlich. Das sind äußere Hürden, die einem erst bewusstwerden, wenn man plötzlich selbst in der Situation ist. Durch den demographischen Wandel und den wachsenden Bedarf an Barrierefreiheit werden da in den kommenden Jahren noch viel mehr Baumaßnahmen nötig sein. Was Nina allerdings viel härter getroffen hat, waren die Barrieren im Kopf der Menschen. Sogar im direkten Umfeld wurde sie plötzlich anders behandelt. Einmal waren wir auf dem Sommerfest im Kindergarten und unterhielten uns ganz nett mit der Kindergartenleiterin, da kam von hinten eine andere Mutter und rief: ›Ja, wie geht's dir denn?‹ Dabei wuschelte sie Nina wild durch die Haare, wie bei einem Kleinkind. Im ersten Moment war Nina total erschrocken, weil man ja mit so etwas nicht rechnet. Das hätte sie mit Sicherheit niemals bei Nina im gesunden Zustand gewagt. Nina meinte dann auch ziemlich schnell: ›Du spinnst ja wohl, nimmst du deine Hände aus meinen Haaren?‹ Das war extrem peinlich, es ist ja kein Benehmen, das unter Erwachsenen alltäglich wäre. Damit signalisiert man der anderen Person, dass man sie offensichtlich als nicht gleichgestellt betrachtet.«

Vieles von dem, was Nina in dieser Zeit erlebt, kennen andere Rollstuhlfahrer auch – was es keinesfalls besser macht. Niemand möchte von anderen den Kopf getätschelt bekommen, sondern die allgemeingültige Distanz gewahrt sehen. Oder plump darauf angesprochen werden, was denn bloß passiert sei? Keiner will in einem Gespräch einfach übergangen oder mit übergriffiger, ungefragter Hilfe belästigt werden. Das Feld der unbeholfenen Worte und Gesten ist weit, und oft müssen Menschen mit Behinderung eine hohe Toleranzschwelle an den Tag legen angesichts dessen, was ihnen an Respektlosigkeit und Ignoranz begegnet. Es beginnt bereits mit der Sprache: Der Begriff »der bzw. die Behinderte« stellt ein Merkmal in den Fokus, das alles andere dominiert und den Menschen automatisch darauf reduziert. Die Formulierung »Mensch mit Behinderung« dagegen sieht den Menschen als Ganzes im Vordergrund.

Dabei sind die Kommunikationsregeln so simpel: Andere einfach so behandeln, wie man selbst behandelt werden möchte. In Ninas Freundeskreis gelingt das nicht allen, wie sie notiert:

Bemerkenswert sind die Reaktionen mancher meiner engsten Freunde im Umgang mit mir. Nach einem meiner ersten Erstickungsanfälle entführte mich mein Mann mit zwei unserer Freunde an den Tegernsee. Wir saßen dort in der wunderschönen Sonne und genossen eine Flasche Sauvignon Blanc. Da stieß plötzlich eine meiner besten Freundinnen dazu. Ich war etwas überrascht, als sie sich einfach ungefragt zu uns setzte. Die beiden Freunde, die bei uns waren, waren durch ihre einnehmende Art sofort wie abgemeldet, was mir leidtat. Sie verabschiedeten sich relativ schnell unter einem Vorwand, und ich saß mit meinem Mann und besagter Freundin alleine da. Seit einigen Tagen konnte ich die Gabel auch in der linken Hand nicht halten, was mir in der Öffentlichkeit sehr unangenehm war, und ich somit gemeinsames Essen mit Freunden noch mied. Die Freundin, die bei uns am Tisch saß, war allerdings im Bilde über den Verlauf meiner Erkrankung, und somit machte ich mir bei der Bestellung einer kleinen Käseplatte keine großen Gedanken. Als diese nach geraumer Zeit kam, fragte sie mich, ob ich denn nichts davon essen möchte? Ich lächelte und sagte, das fiele mir seit einigen Tagen zu schwer mit dem Besteck und somit gelänge es mir nicht richtig, ohne Hilfe zu essen. Sie tauchte die verschiedenen Parmesanstücke in den Balsamico-Dip und bot mir die Gabel an. Ich öffnete meinen Mund, und sie begann schallend zu lachen. Ich war etwas überrascht, bis sie rief: »Haha, wie lustig, wie sie den Mund aufmacht! Wie ein kleines Kind! Es erinnert mich an meine Kinder, als sie noch klein waren.« Sie beugte sich zu meinem Mann und sagte: »Schau mal, wie witzig, da können wir gleich das ›Fliegerspiel‹ spielen. Na, mach den Mund noch mal auf, da kommt der Flieger!« Ich war so überrascht und fühlte mich so gedemütigt, dass ich gar nicht wusste, was ich sagen sollte. Ich konnte meine Enttäuschung jedoch nicht verbergen, und mein Mann erwiderte, dass ein diskreter Umgang mit diesem doch sensiblen Thema wahrscheinlich passender wäre.

Da wundern sich die Menschen, wenn man sich als ehemals selbständiger, selbstbewusster Mensch plötzlich zurückzieht, weil man sich der Blöße und der Blödheit der Menschen in seinem Umfeld einfach nicht mehr aussetzen möchte. Wer glaubt, dass das ein Einzelfall ist, hat sich getäuscht. Als ich gestern meine Mutter beerdigte, war mein ehemaliger Chef eingeladen, mit dem ich seit über zwanzig Jahren immer ein sehr gutes Verhältnis hatte. Als ich ihm Ende 2013 die Diagnose mitteilte, meinte er etwas flapsig: »Das ist doch toll, wenn man so eine außergewöhnliche Erkrankung hat, da hat man ja jetzt die volle Aufmerksamkeit.« Ich fand diese Äußerung merkwürdig, wollte ihr aber nicht allzu viel Wert beimessen, wenn manche Leute bekanntermaßen zuerst reden und dann denken. Es sei ihnen verziehen. Als ich ihn aber gestern auf der Beerdigung nach einem Jahr wieder traf und nun schließlich und endlich im Rollstuhl saß und er mich fröhlich fragte: »Und, dir geht's gut, oder?« Konnte ich nur erwidern: »Wenn ich aussehe, als würde es mir gutgehen, dann wird es wohl so sein.« Als wir dann nach der Trauerfeier in unser Lokal nach Oberföhring fuhren, um die Gäste noch zum Essen einzuladen und meine Mutter noch ein bisschen zu feiern, ging der Beschuss durch diese Person weiter. Er meinte flapsig, dass ich mir meine Erkrankung wahrscheinlich nur einreden würde, dass Gedanken ja mächtig sind und dass sich viele Leute etwas einbilden. Meine anwesenden engen Freunde aus Jugendtagen sahen einander schon an. Bis alle Platz gefunden hatten und die Getränke kamen, war es ruhig. Ich berichtete dann auf Nachfragen von der unangenehmen Situation mit meiner Freundin die Woche davor und wie sehr ich unter den zunehmenden Einschränkungen leiden würde. Ich vereinbarte mit meinem Mann, diskret gemeinsam zu Abend zu essen, und als unser Kellner mich fragte, ob ich auch etwas bestellen wollte, meinte ich: »Mein Mann und ich essen etwas zusammen.« Daraufhin mein ehemaliger Chef: »Warum sagst du ihm denn nicht, dass du gefüttert werden musst?« Ich war völlig überrascht, und auch meine um uns herum sitzenden Freunde waren zweifelsfrei beschämt. Als er dann die ganze Zeit von der Seite bemerkte, wie praktisch doch die Erfindung eines Strohhalms wäre, weil ich ja sonst nicht mal mehr trinken könnte, riss mir beinahe der Faden, und ich erwiderte beim nächsten Spruch: »Willst du nicht mit der letzten Kraft meiner Hände den Rest meines Getränks im Gesicht haben, dann halt jetzt die Klappe!«

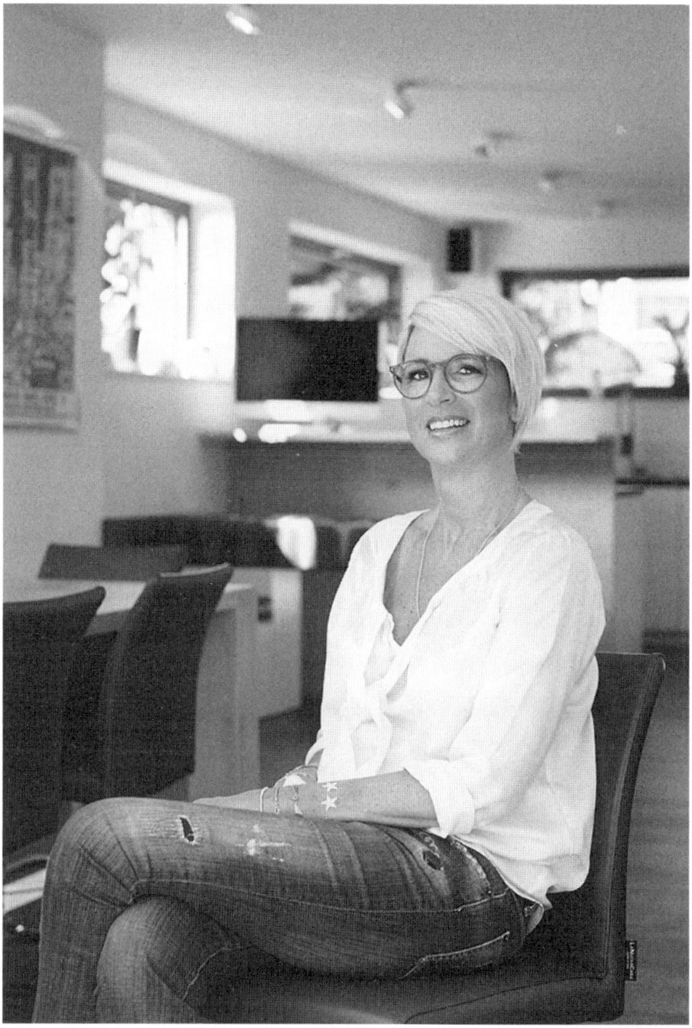

Ewiger Frost

Heute ist es traurig und kalt.

Aber nicht nur beim Blick aus meinem Schlafzimmerfenster, sondern mehr noch, tief in meinem Herzen und meiner Seele. Heute kann ich nicht stark und tapfer sein.

Heute bin ich – wie so lange schon, und dennoch nicht für jedermann sichtbar – verwundbar und klein. Ich, einst selbständig und unabhängig, nun hilflos und von Schmerzen geplagt, steif, wie erfroren, allein im eisigen Wind, unfähig, selbständig aufzustehen.

Wofür auch? Warum?

Ein tiefer, dunkler Schleier färbt heute alles noch trüber als sonst. Ich bleibe heute einfach liegen, wofür auch aufstehen, warum noch tapfer sein?

Das Jahr 2015 beginnt für Nina mit einem Tiefschlag. Als sie mit ihrer Familie am 4. Januar aus dem Weihnachtsurlaub in Ägypten zurückkehrt, ist ihr altes Leben, das sie zehn Tage zuvor in Ismaning verlassen hatte, für immer vorüber:

»Als wir vom Flughafen in unser Haus zurückkamen,

war Nina nicht mehr in der Lage, Treppen zu steigen. Bevor wir am 25. Dezember losgeflogen sind, konnte sie die Stufen noch rauf- und runtergehen, es war zwar sehr beschwerlich, und sie musste dafür den Handlauf benutzen, aber es ging. Als wir zurückkamen, war es vorbei, und dies war eine gnadenlose Erkenntnis. Sie wusste, dies stellte einen Wendepunkt dar. Nina war sich der unterschiedlichen Phasen der ALS immer sehr bewusst. Zunächst durchläuft man eine Zeit, in der motorische Abläufe schwieriger werden, und man trotzdem noch vieles selbst erledigen kann. Der nächste Schritt ist das Einbüßen von Fähigkeiten, ohne diese aus eigener Kraft ersetzen zu können. All das mündet in der dritten und letzten Phase, dem Totalverlust, und der wird schließlich lebensbedrohlich. So gesehen ging es um viel mehr, als eine Treppe hinaufzukommen. Nina wusste, jetzt beginnt die mittelharte Zeit, in der sie für alles jemanden brauchen wird, der ihr hilft. Sie erkannte den beginnenden Verlust ihrer Autonomie. Das hatte natürlich entsprechende Auswirkungen. Bisher hatte sie trotz des körperlichen Wandels immer einiges ausgleichen können, indem sie manche Tätigkeiten einfach anders, aber immer noch selbst ausführte. Mit dem Schock, nicht mehr gehen zu können, wurde jede Hoffnung, dass dies noch länger anhalten könnte, endgültig zertrampelt.«

Als ich gestern um halb zwei endlich zu Hause ankam, fiel ich bei dem Versuch, in den ersten Stock zu kommen, erst mal von der Treppe. Gott sei Dank hab ich mir auch diesmal noch nichts gebrochen. Somit steht fest: Ich verbringe mein Leben ab jetzt hauptsächlich im Bett, nicht nur, weil das Runtergehen noch weit gefährlicher ist, wie ich beim Frühstück feststellen durfte, sondern weil ich nicht mehr mag. Und auch ehrlich gesagt nicht mehr kann. Zu allem Übel hat sich jetzt auch mein linkes Handgelenk endgültig feierlich aus meinem Leben verabschiedet. Komisch, wenn die Hände nur noch wie bei einer Marionette herumhängen. Wenn man nicht mehr laufen kann, ist das echt schlimm, aber noch viel schlimmer ist der Verlust der Hände. Damit ist jegliche Grundlage eines einigermaßen selbständigen Lebens dahin. Das kann nicht sein, dass mir das passiert, oder? Das darf doch um Himmels willen nicht wahr sein.

FUCK!

Ich gebe jetzt auf … auch wenn das vielleicht »schwach« sein mag … ich mag nicht mehr. Mein persönlicher Bedarf an Niederlagen ist gänzlich gedeckt. Ich musste vierundvierzig Jahre immer und für alle stark sein, jetzt ist es gut. Ich will mich immerzu in den starken Arm meines Mannes fallen lassen und lieben lassen können und nur einmal weinen können, einfach weil mir danach ist.

Ninas Ahnungen aus den Wochen zuvor haben sich bestätigt. Die Selbstverständlichkeit des Ausübens banalster Tätigkeiten, mit der ein Mensch jeden Tag sein Leben führt, gehört der Vergangenheit an. Drückend legt sich diese Gewissheit auf ihr Gemüt. In viele ihrer Einträge in dieser Zeit mischt sich ein melancholischer Ton:

Langsam verlassen mich die letzten Lebensgeister. Ich merke, wie die wenige Kraft, die ich noch hatte, langsam schwindet, und ich keine Lust mehr auf dieses Leben habe. Kein Interesse mehr an dem, was mir einst Spaß gemacht oder gefallen hat. Ich denke, es wird Zeit, Abschied zu nehmen. Zeit zu erkennen, dass man in jeglicher Hinsicht verloren hat, und der Kampf beendet ist. Ich ziehe mich nun zurück wie eine Katze, die merkt, wenn ihre Zeit gekommen ist und in friedlicher Abgeschiedenheit sterben möchte. Kehre mich in mich, um mich vom Leben zu verabschieden und mich auf mein Ende vorzubereiten.

Das, was vor Nina liegt, ist noch immer unvorstellbar und erschreckend. Alles, was sie bis jetzt durchstehen musste, übersteigt schon das Maß dessen, was man als persönliche Perspektive für sich vergegenwärtigen möchte. Wie soll es erst mit dem Weg werden, der sich nun abzeichnet?

Ich möchte mich heute mal einer Freundin widmen: »meiner« Freundin. Eine unbarmherzige, grausame, nachtaktive Furie, die gnadenlos immer wieder ihren Platz in meinem Kopf sucht, um mir mein Leben zur Hölle zu machen, mich zu zermürben und kleinzumachen. Eine unangenehme Zeitgenossin, mit der nicht zu diskutieren ist, außer man tanzt mit ihr zur selben Musik und nach ihrem Takt. Eine Diktatur im klassischen Sinne. Die Angst. Ein mieses Biest, das planlos wütend tobt und unser Leben oft befällt, wenn es eh schon aussichtslos erscheint oder zumindest unglaublich schwierig ist. Sie lodert immer wieder neu auf und überfällt uns ungefragt. Bis wir sie schließlich an der Hand nehmen und akzeptieren, dass sie nicht mehr so einfach gehen wird, sondern dass sie uns von nun an begleitet. Fortan entscheidet einzig und alleine unser Umgang mit ihr darüber, wie wir uns mit ihr fühlen oder sogar schlimmstenfalls in ihr versinken. Ich spreche hier nicht von der täglichen Angst, im Job zu versagen, oder der natürlichen Angst, unseren Kindern könnte im Straßenverkehr etwas zustoßen. Diese Angst kennt jeder von uns nur allzu gut, und jeder weiß, sie kommt manchmal und oft auch nicht, wirklich bleiben tut sie selten, länger meistens nie. Sie ist erträglich weil sie »fiktiv« ist und selten wirklich begründet. Sie ist einfach gesagt, glücklicherweise zu bewältigen. Was ist aber mit meiner persönlichen Angst, der »Freundin«, von der ich eingangs sprach, die mich immer begleitet, unabhängig von Zeit, Ort, Witterung oder Befinden? Die Angst vor meiner mich zunehmend lähmenden Krankheit, die Angst, qualvoll sterben zu müssen, ja gar bald zu ersticken, die Angst vor dem Tod?

Diese Angst fühlt sich anders an, sie ist unbarmherziger, fulminant und kriecht wie ein kalter Luftzug bis tief unter deine Haut. Sie lässt einen erzittern, und die Augen füllen sich unweigerlich aus lauter Furcht mit Tränen. Tag für Tag, Nacht für Nacht.

Manchmal traf ich schon Menschen, die dem Tod schon sehr nahe waren, und man kann meist in ihren Augen sehen, dass sie »ihn« gesehen haben, und dass die Angst vor »ihm«, dem Unfassbaren und dennoch für jedermann Unausweichlichen, für immer bleiben wird. Egal, wie sehr man gegen die Angst ankämpfen mag, sie sogar zu verleugnen versucht: Sie wird nicht gehen, und somit wird jede noch so kleine Erinnerung an dieses einschneidende Ereignis, das sie auslöste, den Funken aufs Neue zünden, um sie wieder auf-

lodern zu lassen. Somit wurde mir klar: Ich muss mich ihr stellen, egal, was auch passieren mag, es gibt nichts mehr zu verlieren, nur noch etwas zu gewinnen.
Nach vielen Monaten teuflischer schlafloser Nächte, gefolgt und genährt durch die quälende Ungewissheit, wie ich so und nach dem, was ich die letzten Jahre schon erlebt hatte, weiterleben sollte, jetzt mit dieser unglaublichen Bürde, habe ich mich schließlich mit meiner Angst arrangiert und sie dadurch weitgehend überwunden. Was ist Angst überhaupt, wo kommt sie her, wo ist ihr Geburtsort, wie sieht sie aus und wo entsteht sie eigentlich in Wahrheit? »Verabrede dich doch einfach mal um 17 Uhr mit der Angst!«, dachte ich mir. Klingt irgendwie verrückt oder mindestens komisch, aber ist wahrlich sehr effektiv. Denn die Einzige, die diese Verabredung tatsächlich wahrgenommen hatte, war ich. Die Angst kam nicht, ließ sich nicht blicken, sie sagte nicht mal ab. Ich versuchte es ein paarmal hintereinander, um sicherzustellen, dass ich mich nicht täuschte: Aber außer mir war nichts und niemand zu diesen Verabredungen erschienen. Und schlagartig wurden meine Nächte ruhiger. Warum, war mir natürlich schon vorher klar, aber trotzdem wollte ich auf Nummer Sicher gehen, dass ich am Ende endgültig frei sein würde. Die Angst ist nur ein Spiegel unserer Seele und findet nur in unserem Kopf statt. Sie ist das Produkt unseres Egos, das uns einen fiesen furchteinflößenden Streich spielen will. Angst gibt es nicht wirklich. Sie existiert nicht in der Realität und ist somit mit einem starken Herz und ein bisschen Mut, zu akzeptieren, anzunehmen und zu lieben, was ist und unumgänglich, zu besiegen und für immer zu überwinden. Ich wäre hier allerdings

unaufrichtig, wenn ich nicht gestehen würde, dass sie auch mich noch manchmal, selten wohlgemerkt, aber dennoch ab und an, versucht zu übernehmen. Dann steht sie plötzlich groß und angsteinflößend da und baut sich vor mir auf. Ein guter Trick aus der Psychologie (danke an dieser Stelle an meine liebe Freundin Beate, die mir damit im März 2013, als die Angst auch schon einmal besonders groß war, mit ihrem Rat mein Leben erträglich gemacht hat): Immer wenn sie mich jetzt ungefragt besuchen kommt, bitte ich sie hereinzukommen, plaudere höflichkeitshalber ein wenig mit ihr, um sie nicht zu verärgern und packe sie dann in mein schönstes glänzendes Geschenkpapier, das ich, eigens nur für sie, in Griffweite bereitgelegt habe. Ich mache sie hübsch mit einer großen silbernen Schleife zurecht und binde sie danach an einen wunderschönen blutroten runden, prall mit Helium gefüllten Luftballon, der sie sicher in den Nachthimmel tragen wird und winke ihr so lange zu, bis sie in dieser Nacht für meine Augen nicht mehr zu sehen ist. In der Hoffnung, dass sie nie mehr kommen wird, aber in der realistischen Vorahnung, sie irgendwann wieder so liebevoll zu verpacken und erneut wegzuschicken.

Nina ist gewillt, sich ihren Ängsten zu stellen.

Ende Dezember 2014 kommt ein Film in die deutschen Kinos, der einen Blick in das Leben eines weltberühmten ALS-Patienten gewährt: Das Biopic »Die Entdeckung der Unendlichkeit« erzählt die Liebesgeschichte zwischen dem genialen Physiker Stephen Hawking und seiner ersten Ehefrau Jane, auf deren Biographie der Film basiert.

Der junge britische Schauspieler Eddie Redmayne verkörpert den physischen Verfall vom unbeschwerten Cambridge-Studenten zum gefeierten Wissenschaftler, der, gekrümmt im Rollstuhl sitzend, nur noch über einen Sprachcomputer kommunizieren kann, so authentisch, dass er dafür mit den Filmpreisen »Golden Globe« und dem »Oscar« ausgezeichnet wird. Nina ist ebenfalls begeistert:

> Es wird kein Kampf, sondern eine sehr bittere Niederlage: Hab mir heute endlich im Kino den Film »Die Entdeckung der Unendlichkeit« angesehen und bin noch immer fast sprachlos über die Authentizität und die sagenhaft gefühlvolle Art der Umsetzung dieses schwierigen Themas. Ich kann kaum glauben, wie man diese Krankheit so real darstellen kann, wenn man nicht direkt davon betroffen ist, und bin fasziniert von der unglaublichen Liebe dieser beiden Menschen zueinander, die diesen romantischen und zugleich tieftraurigen Film so sehenswert macht.

Der Film zeichnet ohne Sentimentalität ein klares Bild der Erbarmungslosigkeit der Erkrankung, allerdings handelt es sich bei Hawking um einen ungewöhnlichen Verlauf. Bei ihm wurde 1963 die ALS im Alter von einundzwanzig Jahren diagnostiziert. Dass jemand dennoch über fünfzig Jahre damit lebt, liegt an der Sonderform der sogenannten chronischen juvenilen Amyotrophen Lateralsklerose, die außergewöhnlich langsam voranschreitet. Karl-Heinz, dem als Physiker Steven Hawking schon seit vielen Jahren ein Begriff ist, kennt das Lebenswerk und die Publikationen des Professors. Jetzt, durch die eigene persönliche Betroffenheit, ist er besonders gespannt auf den Film:

»Wir sind zusammen mit den Kindern in ein großes Kino im Münchner Norden gefahren. Nina saß schon im Rollstuhl, also hatte ich dort vorher angerufen, um mich zu erkundigen, ob es ein barrierefreies Haus sei? Obwohl mir das grundsätzlich bestätigt wurde, lief der Film dann in einem Saal, der nicht rollstuhlgerecht war. Es war so gut wie leer, außer uns waren nur noch zwei weitere Besucher da. Da die Handlung auf der Biographie Stephen Hawkings erster Frau basiert, dreht sich vieles um Beziehungen: wie sie sich kennenlernen, wie sie trotz des Todesurteils der Erkrankung aneinander festhalten, heiraten und drei Kinder bekommen. Anfänglich konnte ja niemand wissen, dass er so lange damit leben würde, er ist wirklich ein Sonderfall. Wenn man seine Bücher liest, hört man allerdings heraus, dass er damals, 1985, als er mit der Lungenentzündung auf der Intensivstation lag, nicht beatmet werden wollte. Er hätte lieber sterben wollen. Ab da ist er auf intensive Vierundzwanzig-Stunden-Pflege angewiesen, auf dauerhafte Beatmung, und er verliert durch den dazu nötigen Luftröhrenschnitt seine Sprechfähigkeit. Im Film gibt es eine Szene im Krankenhaus, als er das erste Mal mit einer Buchstabiertafel kommunizieren soll. Sein Blick ist voller Hass und Verzweiflung, weil man ihn gerettet hat. Er wusste, was diese Krankheit bedeutet, was für ein Martyrium im Folgenden auf ihn wartet, das bis heute anhält. Natürlich ist Hawking ein brillanter Geist. Er sagte mal, dass ihm die Art zu denken eben dadurch ermöglicht wurde, dass er in seinem Körper eingesperrt ist. Weil er sich nicht mit tausend anderen Dingen am Tag beschäftigen würde, sondern er das Einzige tut, was er noch kann: denken.«

Stephen Hawking, der mit seinem bemerkenswerten Werdegang die Menschen beeindruckt und der selbst Laien für physikalische Fragen begeistern kann, ist ein Meister der hoffnungsvollen Worte. Als er 2012 durch die Eröffnungszeremonie der Paralympics in London führt, hat er eine klare Botschaft: »Wir alle sind völlig unterschiedlich, es gibt keinen Durchschnitts- oder Allerweltsmenschen, aber wir alle teilen den gleichen menschlichen Geist. Entscheidend ist unsere Fähigkeit, etwas erschaffen zu können. Wie schwierig das Leben auch scheinen mag, es gibt immer etwas zu gestalten, worin man erfolgreich sein kann. Blickt hinauf zu den Sternen und nicht hinab zu euren Füßen. Versucht zu verstehen, was uns umgibt, und fragt, was hinter der Existenz des Universums steckt. Seid neugierig.«

Wer Hawking sieht, zusammengesunken in seinem massiven Spezialrollstuhl, mit Kopfstütze, Beatmungsgerät, die Augen auf einen Computer gerichtet, der seine Gedanken in Worte umwandelt, erblickt eine hilfsbedürftige Hülle, der ein scharfsinniger Kopf innewohnt. Die Texte, die man bei offiziellen Gelegenheiten mittels eines Sprachsynthesizers von ihm hört, sind mühsam im Vorfeld erarbeitet. Eine Minute benötigt er im Durchschnitt für das Erstellen von zwei bis drei Worten. Es ist ein Leben außerhalb der Vorstellungskraft vieler Menschen. Umso mehr imponiert er mit seiner Energie, seinem Humor und seiner Motivationsfähigkeit. Doch der Preis, den er persönlich seit vielen Jahren körperlicher Gefangenschaft dafür zahlt, ist hoch.

Die Fragen, die sich angesichts seines Schicksals stellen, gelten genauso für Nina: Wie definiert man die Kriterien für ein lebenswertes Dasein? Woraus speist sich Lebensqualität? Was ist der Intellekt ohne funktionierenden Körper? Wo liegen die Grenzen der Belastbarkeit - auch beim familiären Umfeld?

Demzufolge verlässt die Familie Zacher das Kino mit zahllosen Eindrücken:

»Nach dem Film hatten wir natürlich jede Menge Gesprächsstoff. Das geht los mit der Frage: Was macht einen Menschen aus? Hawking mit seinen außergewöhnlichen kognitiven Fähigkeiten ist hier extrem plakativ. Der Zwiespalt zwischen dem Geist, der weiterhin so lebendig ist und den verlorengegangenen körperlichen Fähigkeiten könnte kaum größer sein. In dem Film gibt es eine Szene im Garten, als er mit dem Rollstuhl durch den Schlamm gezogen wird. Man kann im Gesicht des Schauspielers grandios ablesen, wie ihn das deprimiert und langweilt, dass so an ihm herumgezerrt wird. Hart ist natürlich die entscheidende Szene in der Klinik, als er gar nicht weiterleben will und dies voller Verachtung zeigt. In dem Moment kann er es nicht mal mehr selbst artikulieren, weil er noch keine Form gefunden hat, sich weiterhin adäquat mitzuteilen. Er kann weder schreiben noch sprechen, erst die Entwicklung einer neuen Computertechnik wird ihm das ermöglichen. Uns beschäftigte natürlich das Thema Beziehung. Wir fanden es sehr traurig, dass die Ehe irgendwann zerbricht, und dass sie geht. Jemanden mit dieser

Krankheit so im Stich zu lassen war für uns unbegreiflich. Speziell für die Kinder war der Film schon bedrückend, trotzdem gehörte das mit zu unserer Verarbeitung. Wenn es um die Darstellung des motorischen Verlustes ging und was für eine Erkrankung es überhaupt ist, entsprach es bedingt dem, was sie täglich miterlebten. Der Vorteil für die Kinder war natürlich, dass der Film nicht mit dem Tod endet.«

Hawking beging im Januar 2017 seinen fünfundsiebzigsten Geburtstag, über fünfzig Jahre nach der ALS-Diagnose und dreißig Jahre nach dem Verlust der eigenen Sprache und Atmung. Sein Werdegang zeichnet eine in jeder Hinsicht erstaunliche Biographie. So außerordentlich es ist, was Hawking in dieser Zeit geschaffen hat, so viel Respekt und Hochachtung der Wissenschaftler dafür verdient – für Nina ist und bleibt ein Leben ohne eigenständige Atmung keine Option:

> Warum ich keine lebensverlängernden Maßnahmen für mich wünsche, selbst wenn ich schon heute Abend Luftnot bekäme, verstehen die meisten Menschen um mich herum nicht. Wenn ich so dasitze, sieht man nicht, wie schwer mir alles fällt und wie schlecht ich mich fühle, wenn ich dauernd um Hilfe beim Essen und allem Alltäglichen bitten muss. Und das ist vielleicht ja erst die Mitte bis jetzt.

Das Unterfangen, sich hineinzuversetzen in Nina, in ihre Gedanken, ihren Körper und in ihr Herz, erfordert Feingefühl und die Bereitschaft, sich auf diese brutale Erkrankung einzulassen. Es verlangt den Mut, das Heute zu erfassen und sich einzufühlen in das, was kommen wird. Tatsächlich gibt es einen Menschen, der das wagen möchte. Helena, Ninas älteste Tochter, kennt seit knapp einem halben Jahr die ganze Wahrheit über Ninas Diagnose. Sie hat die kontinuierliche Verschlimmerung miterlebt, zuletzt, dass ihre Mutter die Stufen zu Hause nicht mehr selbst bewältigen kann und von nun an jeden Tag von ihrem Vater die Treppe hinauf- und hinabgetragen wird. Helena besucht gerade die achte Klasse eines Mädchengymnasiums. Als sie aus den Weihnachtsferien zurück in die Schule kommt, wird ihr im Unterricht eine Aufgabe gestellt. Sie weiß sofort, wie sie sie umsetzen wird:

»Wir sollten in Sozialkunde einen Aufsatz schreiben über ein soziales Thema, und ich entschied mich, einen Tag aus dem Leben meiner Mutter abzubilden. Das war natürlich extrem schwierig, weil ich ja nicht wusste, wie sie sich wirklich fühlt. Ich habe an dem Projekt gemeinsam mit einer sehr guten Freundin gearbeitet. Sie selbst hatte ihre Schwester verloren, als wir in der fünften Klasse waren. Damals war ich mit auf der Beerdigung, und wir haben uns viel darüber ausgetauscht. Die Idee für unseren Aufsatz bestand daher aus zwei Sichtweisen, die wir miteinander verbinden wollten: ihrer Vergangenheit und meiner Gegenwart. Was ihre Geschichte betraf, wussten unsere Mitschülerinnen darüber Bescheid, das hatten sie ja drei Jahre zuvor miterlebt. Bei mir war es anders, da waren bisher nur einige wenige eingeweiht. Bei der Vorstellung unserer Arbeiten in der Schule musste dann jede ihren Aufsatz vorlesen. Ich fing an, und eigentlich lief alles ganz gut:

Helena Zacher 8 C, Sozialkunde 7.1.2015

Kreatives Schreiben zu einem sozialen oder politischen Thema

Ich setze einen Fuß vor den anderen. Mir ist, als würde ich 10000 Kilo mit mir herumschleppen. Ich erinnere mich noch genau an den Tag, an dem ich die Diagnose zu dieser Krankheit bekommen habe. Ich hasste dieses Kribbeln in der Hand und die schrecklichen Schmerzen, die darauf folgten. Jetzt ist es alltäglich. Die Angst ist mein ständiger Begleiter. Was wird aus meinen Kindern, wenn ich mal nicht mehr bin? Wie werden sie mit dem Tod ihrer Mutter zurechtkommen? Ich stelle mir meine Tochter vor, wie sie weinend an meinem Grab sitzt, das Herz zerbrochen vor Trauer. Ist das Leben noch lebenswert, wenn man nichts mehr tun kann, außer im Bett liegen und an die Decke zu starren? Mir wird kalt. Der Sommer ist vorüber. Mein letzter Winter ist angebrochen. Doch an der plötzlichen Kälte in meinem Herz ist nicht nur der Frost schuld. Ich bin wütend, sehr wütend.

Wo bleibt bloß Gott in dieser dunklen Welt? Jede Nacht bete ich zu ihm und was bringt es mir? Nichts. Gar nichts. Ich spüre, wie mir die Tränen die Kehle zuschnüren. Was soll ich nur tun? Niemand kennt die Antwort.

Ich bin zu Hause angekommen. Meine Tochter starrt mich an. Sie hat mich oft weinen gesehen in letzter Zeit. Es ist spät. Ich lege mich ins Bett und denke an den Rollstuhl, der heute gekommen ist. Was soll ich nur tun? Ich schreie meinen Frust heraus, bis ich keine Stimme mehr habe. Was soll ich nur tun? Ich weiß es nicht. Niemand weiß es.

Am nächsten Morgen stehe ich früh auf und schaue meiner Tochter zu, die Frühstück macht. Ihre flinken Hände. Ich hatte auch mal solche Hände. Wenig später kommt ein Arzt vorbei. Er fragt, wie es mir geht, und verschreibt mir neue Medikamente. Außerdem erzählt er mir, dass bei der ALS Ice Bucket Challenge mehr als achtzig Millionen Euro zusammengekommen sind. Ich freue mich. Das ist mehr, als ich erwartet habe. Denn die Krankheit, die mir nach und nach mein Leben raubt, meine Muskeln zerfrisst, sie heißt ALS. Meine Tochter hofft immer noch, dass die Pharmaindustrie doch noch ein Medikament gegen diese Krankheit entwickelt, solange ich noch lebe. Ich glaube nicht daran. Aber ich hoffe, dass sie irgendwann, in naher Zukunft, ein heilendes Medikament entwickeln. Denn diese Krankheit würde ich nicht einmal meinem ärgsten Feind wünschen.«

Als ich fertig war, begann meine Freundin, ihren Aufsatz vorzulesen. Der war so rührend, dass ich vor der Klasse anfing zu weinen. Zunächst hat meine Freundin noch weitergelesen. Irgendwann habe ich meinen Kopf auf ihre Schulter gelegt und leise vor mich hin geschluchzt, und da fing auch sie an. Jetzt merkten alle anderen, dass etwas nicht stimmte, weil meine Freundin mit dem Lesen aufgehört hatte. Das Eis war gebrochen. Nach und nach fing jede in der Klasse an zu weinen, zuletzt sogar unsere Lehrerin. Ich fand es besonders, dass wir miteinander weinten. In dem Moment waren wir ein Team, sogar die, die sich eigentlich gar nicht so gut verstanden haben. Ich denke, die Tränen flossen zwar wegen des Schicksals von uns beiden, aber jede in dem Raum trug wohl etwas Persönliches mit sich herum, was sich aufgestaut hatte und was in dem Moment rausmusste. Danach hatte sich spürbar etwas verändert. Die Leute waren offener. Jetzt wussten alle über meine Mutter Bescheid, das war für mich eine Erleichterung. Ich war froh, dass es raus war, und dass ich jetzt nichts mehr verheimlichen musste. Alle gingen rücksichtsvoller mit mir um, aber auch miteinander, das fand ich schön. In den nächsten Tagen war es Gesprächsthema Nummer eins in unserer Klasse. Natürlich hat sich das irgendwann wieder gelegt und alles ging seinen gewohnten Gang. Aber ich denke, dieser Tag wird jeder von uns in Erinnerung bleiben.«

Helena schafft es mit ihren vierzehn Jahren, dieselbe Offenheit und Freimütigkeit zu leben wie ihre Mutter. Klug wählt sie Ninas Perspektive für ihre Erzählung. Schließlich ist sie es, die an der furchtbaren Krankheit leidet und daran sterben wird. Gleichzeitig spiegelt Helena ihre eigenen Ängste im Formulieren von Ninas Gedanken: die Verzweiflung darüber, die Mutter zu verlieren, die Ungewissheit, wie es ohne sie für die Kinder weitergehen soll. Es ist ein kurzer Text mit starker Wirkung. Jetzt ist es ausgesprochen, jetzt muss niemand mehr hinter vorgehaltener Hand Vermutungen äußern. Man kann Helena direkt Fragen stellen und versteht sie besser, falls sie sich mal zurückziehen und sich aus den Augen anderer merkwürdig verhalten sollte. Für Karl-Heinz eine wichtige Entwicklung, die für Helena, aber auch für die drei anderen Kinder gilt:

»Diese Offenheit, freimütig erzählen zu können, dass die Mama sehr krank ist, wollten wir allen mitgeben. Wir hofften, dass dies die Last nicht ganz so schwer machen würde, wenn sie in Bezug auf die Erkrankung keinerlei Scheu oder gar Scham empfinden. Dass sie in der Schule oder im Hort ganz offen darüber reden können, auch, als dann Nina verstorben war. Vor einiger Zeit kam Luke aus der Schule und erzählte, er hätte mit Schulkameraden über Nina gesprochen, und darauf habe ein Junge gesagt, er kenne auch jemanden mit ALS. Für mich ist das erstaunlich, Luke ist jetzt acht Jahre alt und normalerweise erzählen Kinder in der Schule so private Sachen nicht. Nina hat den Kindern in dieser Hinsicht schon etwas sehr Wertvolles mitgegeben. Sie erleben, dass sich durch eigene Offenheit andere ebenfalls öffnen. Nina hat mit ihren Vorstellungen alle angesteckt und dadurch den Boden bereitet, dass es so zurückkommt.«

Ninas Haltung dient bereits in diesen schweren Monaten kontinuierlicher Verschlimmerung ihrem direkten familiären Umfeld als Richtschnur. Schon bald sollten noch viele Menschen mehr dazukommen.

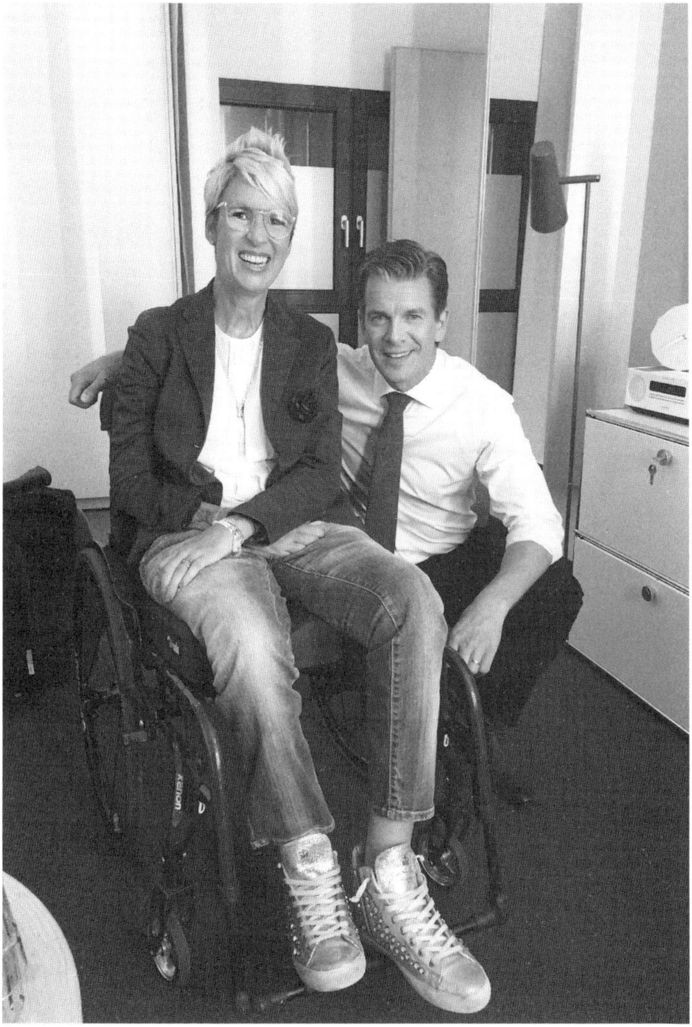

Vorbildlich

Liebe Nina,

ich kenne dich nicht persönlich. Ich bin heute zufällig auf Facebook auf dich gestoßen, wurde neugierig und wollte mehr über dich, deine Diagnose und wie stark du damit umgehst, wissen. Ich bin tief berührt von dem, was ich jetzt gerade alles gelesen habe.
Man kann so viel von dir lernen. Du strahlst trotz deines Schicksals so viel Lebensmut aus, so ein Lächeln, so viel Wärme und Gefühle. Viele eigene, persönliche, unscheinbare Probleme und Sorgen werden nebensächlich und erscheinen lächerlich neben all deinem »Rucksack« und deinen Sorgen. Du bist eine superstarke Frau, und deine Liebsten neben dir können unglaublich stolz auf dich sein! Und sie sind es bestimmt auch! Du prägst sie mit deiner positiven Einstellung, und sie werden vermutlich immer davon profitieren und somit immer mit dir und deiner Liebe zum Leben verbunden bleiben.
Ich hoffe, jemand liest dir meine Zeilen vor, solange es noch möglich sein wird.
Liebe Nina, ich wünsche dir für die Zeit, welche kommt, von tiefstem Herzen alles Gute! Es wird alles gut werden dort drüben, wenn du deine Reise angetreten hast. Du bist ja nicht alleine. Neben dir sind all die Liebe und Gedanken deiner

Familie und deiner Freunde, welche dich auf deiner Reise ins »Irgendwohin« begleiten. ALLES GUTE, LIEBE NINA!

Susi

2015 katapultiert Nina in den Strudel fortwährender Verschlechterung – und parallel wirft es sie in das Licht der Öffentlichkeit. Immer mehr Menschen folgen ihrem Blog auf Facebook, so dass schließlich die Presse aufmerksam wird. Die Erste ist Katharina Rieger, der ein eindringliches Porträt über Nina für die Zeitschrift »myself« gelingt. Die Reaktionen auf das »Porträt einer Kämpferin« sind erstaunlich. Zwischen Lifestyle, Fashion und Make-up trifft Ninas Geschichte die Leserinnen mitten ins Herz. Ihr Schicksal offenbart, dass wirkliches Glück viel mehr bedeutet als Schönheit und ein mit topaktueller Mode gefüllter Kleiderschrank. Die strahlende Nina, die bei einem flüchtigen Blick auf den Fotos der Reportage wirken könnte, als sei ihr Leben perfekt, entpuppt sich beim genauen Hinsehen als Frau, die in Wahrheit jeden Tag ein wenig mehr mit dem Tode ringt. Ihre Lebenswirklichkeit lässt andere innehalten. Die brutale Krankheit erschüttert – und der Umgang damit überrascht. Nach diesem ersten Bericht melden sich bei den Zachers sukzessive weitere Medien: Zeitschriften, Tagespresse, Radio und TV. Für Nina selbst ist die wachsende Arbeit mit den Journalistinnen und Journalisten durchaus zwiespältig:

»In jedem einzelnen Interview steckte jede Menge Arbeit. Zum einen war da der pure Zeitfaktor. Es dauerte ja, bis ein Treffen zustande kam, und für Nina war schon so Alltägliches wie die Kontaktaufnahme und Terminfindung recht mühsam. Die Gespräche selbst gestalteten sich immer sehr ausführlich und dementsprechend kräftezehrend. Oftmals waren sie noch begleitet von einer Fotosession oder von Dreharbeiten, was schon für einen gesunden Menschen anstrengend sein kann. Diese Tage waren für Nina also jedes Mal sehr beschwerlich, denn die ALS beinhaltet eine generelle Schwäche, so dass sich Nina schnell erschöpft und müde fühlte. Wir konnten maximal drei Stunden kalkulieren, danach war schlicht Feierabend, rein körperlich wäre nicht mehr gegangen. Da Nina stetig Anfragen bekam, achteten wir darauf, dass genügend Abstand zwischen den Interviews lag. Vielen sagten wir gleich von vornherein ab. Für jemanden, dem die Sekunden nur so durch die Finger rinnen, zählt Zeit zu den besonders kostbaren Dingen, daher suchten wir die Zusagen mit großem Bedacht aus. Nina wollte sich sicher sein, dass ihre Geschichte seriös dargestellt wird. Wenn man sich so öffnet, wie Nina das getan hat, war es emotional nicht nur sehr aufwühlend, ihre Botschaft sollte ja ankommen. Sie wollte aufrütteln. Offen und gnadenlos ehrlich über das reden, was viele immer noch als Tabuthema behandeln.«

Der Tod ist wirklich nicht populär, obwohl er uns früher oder später alle einmal ereilt. Warum sehen wir ihn als Feind und nicht als Freund, der uns gegebenenfalls irgendwann von unseren Schmerzen erlöst? Warum ist es so unglaublich schlecht, wenn am Ende eines Lebens das, was erfüllt und glücklich war, irgendwann auch ein Ende ist? Liegt es nicht zuletzt an unserer Angst, nicht zu wissen, was danach kommt oder dem Unvermögen, begreifen zu wollen, dass danach vielleicht einfach nichts mehr kommt? Schlichtweg, weil das, was wir in unserer Lebenszeit umgesetzt und getan haben, für die Welt einfach schon genug war und es gar nicht mehr bedarf? Wäre das tatsächlich wirklich so schlimm? Warum ist Sterben in unserer Gesellschaft etwas, was nur hinter verschlossenen Türen stattfindet? Obwohl der Tod zum Leben gehört, wie die Geburt. Und die wird gefeiert und fast schon heiliggesprochen. Keiner will mit dem Tod etwas zu tun haben. Ist es nicht so, dass nur die anderen sterben? Genauso wie schwerwiegende Erkrankungen immer nur die anderen bekommen? Wie traurig zu glauben, dass man selbst unsterblich ist! Immer nur höher, schneller und weiter zu wollen, um – möglichst abgelenkt mit Oberflächlichkeit und Trendsportarten – sich nicht mit sich selbst und dem, was um einen rum passiert, beschäftigen zu müssen. Wir traurig, nicht annehmen zu können, wie das Leben in Wahrheit ist, und sich nur ganz oben an der Oberfläche zu bewegen. Ein sinnloses Leben zu führen und niemandem wirklich Gutes getan zu haben. Ein Dasein, das lediglich dazu gut war, die Luft zu verbrauchen, zu essen, zu arbeiten. Wie armselig und unsinnig.

Was Nina noch im November 2014 kritisch in ihren Aufzeichnungen festhält, nämlich dass sich unsere Gesellschaft nicht mit dem Tod auseinandersetzen möchte, erfährt plötzlich einen Wandel. Nina begegnet durch ihr öffentliches Auftreten ein ehrliches Interesse an ihren Gedanken und Gefühlen, das weit über die reine Betroffenheit hinausgeht. Viele empfinden spontan das Bedürfnis, ihr zu schreiben – entweder direkt auf Facebook, per Mail an das Restaurant St. Emmeramsmühle oder in Form eines Briefes nach Hause. Manche möchten Nina einfach ihr Mitgefühl aussprechen oder ihrer Bewunderung Ausdruck verleihen, angesichts ihres Mutes und ihrer Ehrlichkeit. Einige berichten von der ALS-Erkrankung eines Angehörigen und suchen den Austausch. Bisweilen hört Nina ein Bedauern heraus, wenn in deren Familie diese Klarheit nicht gelebt wird und man dadurch Dinge unter den Tisch kehrt. Nina erfährt, wie sehr ungeklärte Fragen, unausgesprochene Ängste und nichtgeregelte Angelegenheiten die familiäre Situation bei anderen belasten können. Manche schreiben ihr sogar, dass es ihnen erst nach dem Verlust eines geliebten Menschen klarwurde, wie sehr ihnen offenere Worte noch zu Lebzeiten geholfen hätten und beklagen, dass Unausgesprochenes ihre Trauer überschattet und dass sie von Fragen gequält werden, auf die sie niemals eine Antwort finden werden. Und manche eröffnen Nina, dass sie erst dank ihrer Einblicke die Erkrankung besser verstehen können und ihr Verhalten einem Menschen in ähnlicher Situation gegenüber verändern möchten.

Nina liest alles, selbst wenn sie nicht jede Kontaktaufnahme beantworten kann. Immer wieder hört sie von den Menschen, wie dankbar sie ihr seien, dass sie andere an ihrem Schicksal teilhaben lasse und Einsicht in die Welt einer Sterbenden gewähre. So wird Nina von vielen Seiten bestärkt, auf diesem Weg weiterzugehen, erzählt Karl-Heinz:

»Wenn ein Artikel gedruckt oder ein Film veröffentlicht wurde und wir die Reaktionen gesehen haben, hat das einen schon bestätigt. Die Resonanz war durchgehend positiv. Man konnte spüren, wie sehr die Leute Ninas Aufrichtigkeit schätzten oder ihre Sichtweise manchen sogar geholfen hat. Darunter waren Selbstbetroffene – ob mit ALS oder einer anderen schweren Erkrankung –, aber auch ganz viele Menschen, die bisher noch nicht mit einer derartigen Krise konfrontiert worden waren. Ninas vollzogene Entwicklung, ausgelöst durch ihr persönliches Todesurteil, konnte anderen einen Anstoß für das eigene Leben geben. Nina hatte gezwungenermaßen durch die Krankheit enorm viel Gelegenheit zum Nachdenken. Das wollte sie weitergeben: andere zu animieren, innezuhalten und sich in dieser gehetzten Welt einfach mal hinzusetzen, nichts zu tun und nur zu denken. Zunächst mal überhaupt die Chance zu begreifen, darüber reflektieren zu können, ohne dem Ende so nah zu sein, wie sie es war. Nicht erst im Angesicht des Todes zu hadern: ›Hätte ich doch nur‹, sondern sich schon viel früher Gedanken zu machen, ob es das Leben ist, das man wirklich führen will? Dass Nina sich überhaupt in dieser Form mitteilen wollte, daran hatte sicher ihre Persönlichkeit einen Anteil. Sie war schon immer extrovertiert, immer gnadenlos ehrlich. Mit ihrer Meinung hat sie nie hinterm Berg gehalten. Also wollte sie das, was ihr mit der Krankheit passiert, regelrecht hinausschreien. Der Horror der ALS stellt die absolute Zuspitzung einer persönlichen Katastrophe dar. Trotzdem oder gerade deshalb kann man sich vielleicht etwas abschauen für andere Krisen. Bekam sie so etwas als Reaktion von außen, hat sie das bestärkt und ihr gutgetan. Ebenso wie der allgemeine Zuspruch, das Mitgefühl, zu spüren, dass sie mit ihrer ganzen Last nicht alleine war. Wahrscheinlich gehörte der Schritt an die Öffentlichkeit zu Ninas Form von Verarbeitung, um einen Umgang für sich damit zu finden.«

Ninas Artikel, die Videos, die Gespräche werden häufig geteilt und kommentiert. Jedes Mal ist Nina beeindruckend schön, stark und einnehmend. Die Diskrepanz zwischen den Worten in den Berichten und ihrem äußeren Erscheinungsbild könnte kaum größer sein. Die Überschrift kündigt »Tod«, »Unheilbar«, »Sterben« an, und darunter strahlt Nina perfekt geschminkt mit ihrem ansteckenden Lachen. Die TV-Beiträge zeigen keine gebrochene Frau mit verheulten Augen, sondern eine aufrechte Persönlichkeit, die deutliche Formulierungen findet für das Unaussprechliche. Die erklärt, dass sie sich anhand ihres Verlaufes ungefähr ausrechnen kann, wie lange sie noch leben wird und möglicherweise ihren nächsten Geburtstag nicht mehr feiern wird. Die erläutert, warum lebensverlängernde Maßnahmen für sie nicht in Frage kommen, da sie nicht dem Zustand einer Wachkomapatientin gleich enden möchte. Und die bekennt, dass Wahrheit ihren Kindern gegenüber die einzig mögliche Alternative ist. Nur so kann sie auf deren Ängste reagieren, ihnen bewusste Erinnerungen schenken und sie für ihr weiteres Leben stärken.

In einer Reportage auf RTL, die über Karl-Heinz Zachers YouTube-Channel allein 371 000 Mal aufgerufen wird, nutzt Nina die Gelegenheit und bedankt sich bei ihrem Mann:

Die einzige, wirkliche Hilfe, die es mir unheimlich leicht macht, die versucht, mich zu motivieren und mich zum Lachen zu bringen, auch wenn mir zum Weinen zumute ist, ist mein Mann. Unsere Beziehung hat sich unglaublich gewandelt. Man weiß ja nie, ob ein Partner wirklich bleibt, wenn es so eng wird, wie es bei mir ist. Mein Mann macht alles für mich und alles mit mir. Es hat mich viel Überwindung gekostet, das eine oder andere zuzulassen, aber er macht es mir so leicht, dass ich mich nicht so fühle, als wäre ich ein bedauernswerter Pflegefall.

Den ganzen Sommer über melden sich Redaktionen bei den Zachers. Für den Bayerischen Rundfunk gibt Nina ein einstündiges Radio-Interview mit Stefan Parrisius, in dem sie erläutert, warum sie alle lebensverlängernden Maßnahmen für sich ausschließt:

Ich glaube, dass man hier Leiden verlängert und nicht Leben. Es gibt ja verschiedene Formen. Jemand, der einen »bulbären« ALS-Verlauf hat – bei diesen Patienten geht es mit Sprache, Schlucken und Atmen los –, derjenige neigt vielleicht schneller dazu, sich z. B. künstlich ernähren oder beatmen zu lassen, weil er ja noch mobil ist. Ich habe eine andere Form. Ich bin jetzt fast vollständig gelähmt, kann noch meinen Kopf halten und frei sitzen, was ich schon als Geschenk empfinde. Daher fällt mir die Entscheidung leichter, weil ich weiß: Ich werde zu dem Zeitpunkt, wenn es um Beatmung oder künstliche Ernährung geht, wahrscheinlich komplett bewegungsunfähig sein – also erst ganz zum Schluss.

In den Monaten von Mai bis September absolviert Nina ein enormes Pensum an Öffentlichkeitsarbeit. Sie berichtet über ihre persönliche Lage, aber auch über die Amyotrophe Lateralsklerose an sich. Nicht zuletzt zählt das mit zu ihrem Anliegen: das Bild dieser erschreckenden Krankheit in der Öffentlichkeit weiter zu schärfen und ihr nach dem Hype der Ice Bucket Challenge in den sozialen Medien mehr Tiefe zu geben. Als sie dies einmal nicht gewährleistet sieht, legt Nina bei einer großen deutschen Boulevardzeitung ihr Veto gegen eine Veröffentlichung ein. Auf wenige reißerische Formulierungen reduziert zu werden entspricht weder Ninas Stil noch ihrem Anspruch an die gesamte Thematik. Da sich die Zachers für jeden Pressetermin das Recht auf Abnahme und Freigabe ausbedingen, macht Nina nach der Lektüre des geplanten Artikels mit scharfen Worten davon Gebrauch und verbietet den Abdruck.

Umso mehr freut sich Nina über die Anfrage der Redaktion von Markus Lanz. Sie selbst ist ein großer Fan der Talkshow:

»Nina hat *Lanz* ganz viel angeschaut, und ich musste immer mitgucken. Dadurch, dass sie dann selbst bei Lanz auftreten durfte, fühlte sie sich ein bisschen *geadelt*. Das Drumherum war allerdings wirklich anstrengend. Anfang September war Nina in ihrer Bewegungsfähigkeit schon enorm eingeschränkt. Dann dieser Start am Flughafen in München, in strömendem Regen die Treppe ins Flugzeug hochgeschleppt zu werden. Der Empfang bei Lanz war wirklich sehr herzlich, aber im Fernsehstudio herrschte eine Eiseskälte, wie in einem Kühlschrank. Ich selbst trug eine Jacke und fror trotzdem. Kälte ist für ALS-Patienten ganz tückisch, die verstärkt das Gefühl des Eingefrorenseins um ein Vielfaches. Daher kam Nina an diesem Tag körperlich noch schlechter rüber, als ihr Zustand eigentlich war.«

Nina nutzt ihren Aufritt bei Markus Lanz für einen Appell, der einen spontanen Applaus im Publikum auslöst:

> *In unserer Gesellschaft hat alles seinen Preis, aber nichts mehr einen Wert. Es ist so wichtig, sich mal darauf zu konzentrieren, in welchem Land wir leben: Wir leben in einer Oase. Wir haben alles, wir können uns alles leisten, alles ist möglich. Und alle jammern! Wir jammern übers Wetter, über die Jobs, über schlechte Bezahlung, über sämtliche Dinge. Ich kann nur lachen, weil ich mir denke: Solange man gesund ist, muss man dankbar sein für jeden Moment.*

Der beeindruckende TV-Auftritt zieht einiges an Reaktionen nach sich:

»Für uns war das schon eine besondere Erfahrung, dass so viele Leute mit Nina Kontakt aufgenommen haben. Dass jemand am Abend eine Fernsehsendung sieht, sich danach hinsetzt und mit der Hand einen Brief oder eine sehr ausführliche E-Mail schreibt, dafür muss schon viel hängengeblieben sein, wenn man sich diese Mühe macht. Es war erstaunlich, wie viele es waren! Dass Nina durch ihr persönliches Unglück anderen etwas Positives mitgeben könnte, dieser Gedanken war uns ganz am Anfang natürlich nicht gekommen. Nach dem ›myself‹-Artikel hätte man es ahnen können, aber nicht, dass es solche Dimensionen annehmen würde! Am Ende hat Nina schon gemerkt, wie stark ihre Botschaft die Menschen berührt.«

Der Auftritt bei Markus Lanz ist ihr letzter großer in der Öffentlichkeit. Es folgen noch ein Artikel im Münchner Merkur anlässlich der Entscheidung des Bundestages zum Thema Sterbehilfe in November und ein bewegender öffentlicher Abschiedsbrief im Dezember 2015, erneut in der »myself«. Für ausgedehnte Gespräche vor Publikum fehlen ihr langsam die Kraft, Stimme und Ausdauer. Die Energie, die sie in die zahlreichen medialen Aktionen gesteckt hat, macht sich bemerkbar. Und die ALS schreitet unerbittlich fort.

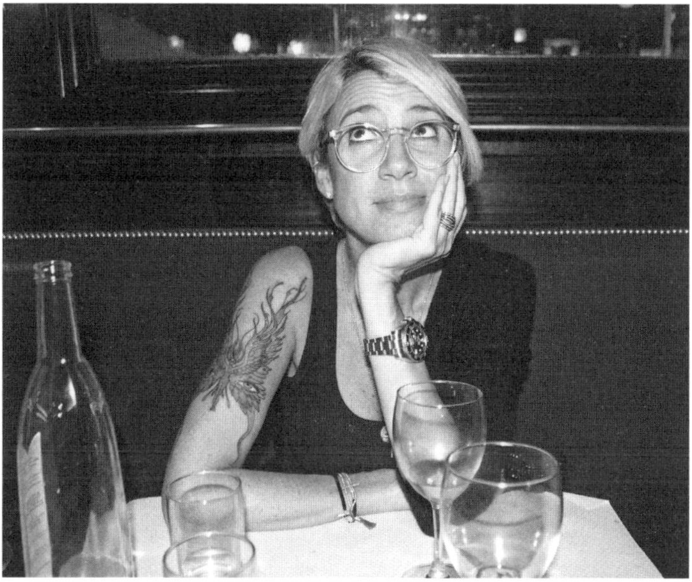

»Wie geht's?«

Immer wieder schreibt ihr mir:

»Wie geht es dir, liebe Nina?«
Wohl mit dem Wissen, dass die Antwort auf diese Frage nicht die sein wird, die ihr gerne hören möchtet. Deshalb beginnt dann immer ein Frage- und Antwort-Spielchen, dass ich leider nicht mehr mitspielen kann.

Meine Hände sind beide vollständig gelähmt, bis auf den Daumen der linken Hand, damit gelingt es mir noch manchmal, mein Handy anzuschalten und die eine oder andere Nachricht zu diktieren.

Meine Beine sind nun endlich so dünn, wie ich sie mir immer gewünscht hätte, als ich noch gesund war. Ironie des Schicksals. Somit sollte klar sein, dass ich leider nicht mehr laufen kann und selbst für die kleinsten Wege einen Rollstuhl benötige, der sicher niemals mein Freund werden wird.

Fazit: Wer schafft es schon, in einem Jahr alles zu verlieren, was er sich ein Leben lang mühsam antrainiert hat?

»Wie geht es dir?« ist eine Frage, die Nina »auf die Palme bringt«, wie sie es einmal in einem Interview formuliert. Eine der am häufigsten gebrauchten Begrüßungsformeln überhaupt. Als rhetorische Höflichkeitsfloskel kommt sie vielen gleich nach dem »Hallo!« über die Lippen. Ganz automatisch, oftmals ohne genauer darüber nachzudenken, was man da gerade fragt. Denn nimmt man diese Aufforderung beim Wort, erbittet man damit eine Auskunft über das derzeitige Befinden seines Gegenübers. Etwas, das Nina aus unterschiedlichen Gründen zuwider war:

»Wer diese Frage stellt, sollte sich erst mal darüber im Klaren darüber sein, ob tatsächlich eine ernsthafte Antwort gewünscht ist? Unter Umständen wird man nämlich mit einer sehr unangenehmen Wahrheit konfrontiert. Natürlich erwartet man im besten Fall zu hören: ›Alles super, toll!‹ Allerdings fürchte ich, die meisten würden eher was ganz anderes antworten, wenn sie ganz ehrlich wären. Vielleicht hat sich gerade jemand von seinem Partner getrennt, oder man steckt in finanziellen Schwierigkeiten oder es gibt Ärger in der Schule. Und plötzlich befände man sich mitten in einem Gespräch, auf das man überhaupt nicht vorbereitet war und für das man wahrscheinlich auch die Zeit nicht hat. Natürlich nimmt man die Floskel in ihrer tatsächlichen Bedeutung oft gar nicht wahr und reagiert mit einem lapidaren ›ganz gut‹. Bei Nina allerdings war die Antwort per se unmöglich, und daher war diese oberflächliche Abfrage unerträglich für sie. Bei der ALS verschlechtert sich die Situation von Tag zu Tag, in einem linearen Verlauf, ohne Schübe, wie man das von anderen Erkrankungen kennt und ohne Phasen einer

Besserung. Es geht immer nur kontinuierlich bergab. Wie also hätte Nina auf so eine Frage reagieren sollen? Mit ›schlecht‹, ›schlechter als gestern, als vor einem Monat?‹ Verständlich, dass sie darauf keine Lust hatte.«

Die Worthülse, die tagtäglich unzählige Male in der Erwartung eines harmlosen Smalltalks in Begrüßungssituationen heraussprudelt, gerät im Kontakt mit schwererkrankten oder sich in Krisen befindlichen Menschen zum Stolperstein. Denn plötzlich erlangt das Erkundigen nach dem Befinden eine besondere Bedeutung. Wem es schlechtgeht, wer Schmerzen hat, wen Sorgen quälen, dem fällt eine unbekümmerte Reaktion schwer. Wer dann noch aufrichtig Auskunft geben möchte, kann die Nachfrage auf vielfältige Weise interpretieren: Bezieht sie sich auf die aktuelle Lage, jetzt, hier und heute, etwa im Gegensatz zum letzten Treffen? Oder ist es eher generell gemeint? In Ninas Fall hieß das zu antworten, dass sie sterbenskrank ist. Für alle, die darüber Bescheid wussten, hätte die Frage bedeuten können, an welchem Punkt sich Nina in ihrem Sterbeprozess befindet – sowohl körperlich als auch mental? Wie immer die Intention der Fragenden aussah und wie ernsthaft man es mit dem Wunsch nach Information über Ninas aktuellen Zustand meinte – für Nina existierten weder unbedarfte noch triviale und schon gar keine beschwichtigenden Antwortvarianten. So gesehen stellte einen die Kommunikation mit seiner Frau durchaus vor Herausforderungen, meint Karl-Heinz:

»Damit war natürlich die Möglichkeit des üblichen Einstiegs weg und in Folge dessen ebenso jeglicher weiterer Smalltalk. Wie hätte der aussehen sollen? Wie könnte man belanglos übers Sterben reden? Es gibt keine Begegnung, bei der man sich im Vorbeigehen trifft, ein paar Freundlichkeiten über den Tod austauscht, ins Auto einsteigt und schon nach zwei Minuten vergessen hat, was gesprochen wurde. Im Kontakt mit Nina sind diese klassischen Alltagsstereotypen komplett weggefallen. Zum einen hat es sie runtergezogen, wenn sie darüber reden sollte, wenn sie sich selbst immer wieder vor Augen führen musste, dass es permanent schlechter wurde. Dann gab es so viele unterschiedliche Aspekte, die sie hätte erklären können. Bei so einer komplexen und progredienten Erkrankung fängt man immer wieder von vorne an. Unter Umständen kann man sich nicht im Detail erinnern, was man wem mit welchen Einzelheiten erzählt hat. Theoretisch müsste man bei jeder Begegnung mit einem Bekannten die Informationen aktualisieren und stünde ständig unter fortwährendem Berichtsdruck.«

Um dies zu umschiffen, wählt Nina ihre eigene Kommunikationsform. Die regelmäßigen Posts auf Facebook dienen genau diesem Zweck, nämlich interessierten Menschen aus dem engeren und weiteren Umfeld einen Einblick in ihr Leben zu gewähren und sie so auf dem Laufenden zu halten. Über diesen Kanal kann Nina etliches auf einmal steuern. Sie allein bestimmt den Zeitpunkt, zu dem sie sich öffnen will – und wann sie sich lieber in Schweigen hüllt. Es gibt Tage, an denen sie das Bedürfnis hat, ihre Gefühle offenzulegen und mit anderen zu teilen. Mit ihren öffentlichen Texten signalisiert sie, dass sie im Moment die Stärke hat, sich dazu zu äußern und gegebenenfalls Nachfragen zu beantworten. Indem sie Neuigkeiten über aktuelle Entwicklungen kommuniziert, erhält ihr Umfeld kurze Updates über ihre Verfassung. Häufigkeit und Details ihrer Texte passt Nina an durch die Auswahlfunktion »Freunde« und »Abonnenten«. Sehr private Dinge macht sie nur einem kleineren, persönlich bekannten Kreis zugänglich, Texte mit allgemeingültigem Charakter teilt sie mit ihren Followern. In den vielen Artikeln und Beiträgen, die über sie erscheinen, liest man über ihre augenblickliche Situation. Wer ihre Seite abonniert hat, muss Nina nicht fragen, wo sie körperlich steht. Jeder kann sich ein gutes Bild machen, »wie es Nina aktuell geht«.

Mein Leben als Puppe
Frühmorgens richtet man mich auf, kleidet mich schön an und macht mich hübsch zurecht, setzt mich dann an meinen Lieblingsplatz im Wohnzimmer oder, wenn die Sonne lacht, in den Garten. Dort werde ich umsorgt, gehegt und gepflegt und oftmals von lieben Freunden besucht. Dabei bin ich wohl schön anzuschauen und lächle tapfer meinen Kummer weg.

Dort sitze ich dann, solange ich kann – oder bis jemand kommt und mich an einen anderen Platz begleitet.

Abends, wenn die Nacht anbricht, bekomme ich ein hübsches Nachthemd angezogen und werde zu Bett gebracht, liebevoll zugedeckt und ein Gutenachtkuss verheißt mir, es ist bald Zeit zu schlafen. Doch dann, wenn es tiefste Nacht ist und es ganz ruhig und dunkel ist, kommen immer die drei »bösen Jungs«, die wütend mit Schlagstöcken bewaffnet unbarmherzig auf mich einprügeln, bis ich grauenhaft zugerichtet, endlich grün und blau geprügelt bin und auch wirklich der letzte Knochen und Muskel schrecklich schmerzt. Weil ich mich nicht mehr bewegen kann und dem hilflos ausgeliefert bin, lasse ich das jede Nacht immer und immer wieder wehrlos über mich ergehen. Jeden Morgen erwache ich erneut, von Schmerzen geplagt wie ein gequältes Tier und steif wie eine Schaufensterpuppe, dann wischt man mir die Tränen aus dem Gesicht und alles beginnt erneut.

Nina gibt in der Öffentlichkeit viel von sich preis. Dementsprechend erbittet sich Nina vorherige eingehende Recherche, wenn Presseleute Kontakt mit ihr aufnehmen. Bei einer Anfrage schreibt sie:

Ich habe festgestellt, dass ich immerzu dieselben Fragen beantworte. Deshalb ist es einfach hilfreich, dass, wenn jemand über mich berichten will, er sich schon mal vorab informiert. Das geht wunderbar über die aktuellen Medien. Auf meiner Facebookseite ist extrem viel zu erfahren. Die ganze Rederei hat mich sehr angestrengt, und seit einiger Zeit habe ich leichte Probleme mit dem Sprechen. Mir geht zunehmend die Kraft und die Luft aus.

Ninas Verfassung zwingt sie dazu, sich ihre Momente besonders sorgfältig einzuteilen. Was ihr Zeitmanagement betrifft, ist sie im Umgang mit anderen zu keinerlei Kompromissen bereit:

»Für sie waren die Tage, Wochen vielleicht noch Monate so wertvoll, dass sie die nur mit Gehaltvollem füllen wollte und keinesfalls mit Zeitraubendem. Klar, eine banale Konversation hat auch mal ihre Berechtigung. Doch Nina hätte diese Form der Unterhaltung schlicht nichts mehr gebracht. Wenn einem nur noch wenig Zeit bleibt, realisiert man, wie viel einfach nur permanentes Wiederholen dessen ist, was alle im Raum sowieso schon wissen. Wenn zudem das Sprechen an sich anstrengend wird, steigt das Bedürfnis noch mal, nicht den üblichen Schmarrn zu reden, sondern stattdessen Ernsthaftes und Tiefgründiges. Nina wollte ihre Zeit nicht vergeuden, und damit war ihr Gegenüber auf besondere Art gefordert. Was nicht heißt, dass sie nicht mal auf eine Alltagssituation eingehen konnte. Man hört ja in der Tonlage heraus, ob jemand seine Neugier befriedigen will oder ob ein ernsthaftes Interesse erkennbar ist. Wenn es wie eine Floskel klang, hat sie einfach *zurückgefloskelt*. Nina war darin ziemlich versiert. Früher war sie ganz groß im Smalltalk, da hat sie das regelrecht zelebriert. Sie konnte Menschen mit ihren Worten faszinieren und einfangen. Bei uns im Restaurant hat sie damit immer für das entsprechende Klima gesorgt. Aber mit der Krankheit, mit all den philosophischen Fragen, die sie jetzt beschäftigen, stellte sie fest, dass Smalltalk tatsächlich *small* ist. Die daraus resultierende Erwartungshaltung hat sie anderen gegenüber knallhart artikuliert.«

Dies erlebt etwa eine Pflegeschwester, die regelmäßig zu Nina kommt. Zu Beginn begrüßt sie Nina mit einem Satz, der umgangssprachlich als »Krankenschwesternplural« bezeichnet wird. Die Formulierung »Na, wie geht's uns denn heute?« wirkt auf das im Normalfall schwererkrankte Gegenüber nicht nur verstörend, sondern fast schon verhöhnend. Denn das »uns« bietet im Befinden kaum eine flächendeckende Gemeinsamkeit, sonst wäre die eine Person nicht im Dienst und die andere in einer pflege- bzw. hilfsbedürftigen Lage. Ein einheitliches Empfinden kann für beide kaum abgeleitet werden, der Versuch, es dennoch verbal herzustellen, wirkt distanzlos und grenzüberschreitend. Für Nina ein untragbarer Satz, was sie der Krankenschwester gegenüber irgendwann klar formuliert. Doch der fällt es schwer, auf diesen antrainierten Einstieg zu verzichten, so dass sie Nina fortan mit den Worten begrüßt: »Frau Zacher, ich weiß, ich darf Sie nicht fragen, aber: Wie geht's denn?«

Für ihren Mann Karl-Heinz ist diese Frage ein absolutes Tabu: »Ich habe sie in all der Zeit kein einziges Mal gestellt. Ich konnte sie mir ja selbst beantworten, ich war vierundzwanzig Stunden an ihrer Seite. Ich spürte jede Verschlechterung, denn dann war ich wieder mehr gefordert. Ich habe gesehen, dass sie ihren Arm wieder ein Stück weniger bewegen kann und dass sie ein weiteres Buch im Stapel unter ihrem Handy braucht, um es bedienen zu können. Das habe ich dann möglichst unauffällig platziert, ohne darauf hinzuweisen, um sie nicht mehr zu belasten. Das, was von meiner Seite zunehmend kompensiert werden musste, sollte beiläufig vonstattengehen und vor allem nonverbal. Im Prinzip habe ich irgendwann Ninas Körper ersetzt, von daher wäre es geradezu dumm gewesen nachzufragen, wie es ihr geht, weil ich ja genau darauf reagiert habe.«

In Ninas Umfeld finden sich einige Menschen mit der Sensibilität und dem Einfühlungsvermögen, Nina adäquat zu begegnen. Ein fester Kreis von engen Freundinnen schließt sich um sie, einige kommen regelmäßig zu festgelegten Zeiten. Da ist Beate, eine Heilpraktikerin, mit ihr tauscht sich Nina über spirituelle Fragen aus, über das, was kommen könnte. Birgit hat Nina im Vorbereitungskurs auf die Geburt von Helena kennengelernt, daraus entstand eine enge und tiefe Freundschaft, auch zwischen den beiden Töchtern. Steffi ist ganz frisch dazugekommen, sie war zur gleichen Zeit wie Nina in der Rehaklinik. Jede der Frauen hat einen bestimmen Tag für ihren Besuch, im Kalender festgehalten zwischen den Terminen mit Physio- und Atemtherapie, Ergotherapie und dem Ärzteteam, das Nina zu Hause betreut. Die Freundinnen wissen ganz genau, was Nina sich wünscht:

»Die Frage *Wie geht's?* hat da keine Rolle gespielt. Nina wollte über Essentielles reden, die Situation mit den Kindern, ihre Sorgen, was die Zukunft betrifft. Da hätte das Abfragen eines Status quo eher abgelenkt. Neben diesen Jour-fixe-Besuchen ihrer Freundinnen gab es aber auch viele andere, die antizipierten, was jetzt nötig war. Menschen, die per WhatsApp oder Mail Kontakt aufgenommen haben, ohne sie erst mal mit vielen Fragen zu bombardieren, denn die konnte Nina irgendwann überhaupt nicht mehr beantworten. Leute, die einfach geschrieben haben: ›Du, ich denk an dich!‹ Andere haben kleine Aufmerksamkeiten geschickt, ohne dass man zwingend miteinander reden musste. Viele wussten, dass Nina Blumen liebte, so dass Besuchende oft einen Strauß dabeihatten. Frank, der Mann von Birgit, schickte fast jede Woche einen Blumengruß. Nina hat sich so sehr darüber gefreut, über jede kleine Karte oder kurze Nachricht auf dem Handy. Zu spüren, jemand denkt an sie. Man muss den Leidenden überlassen, wie sie reagieren, und sollte nicht zu fordernd sein. Lieber das Gefühl sprechen lassen und keine Bringschuld beim anderen aufbauen.«

Persönlichen Besuch kann Nina nur noch sehr begrenzt empfangen. Neben der allgemeinen Schwäche, die mit der ALS einhergeht, wird alles stetig beschwerlicher. An den Tagen, an denen Nina von den Therapeuten etwa für Physio- oder Atemtherapie besucht wird, benötigt sie danach viel Ruhe. Die Gespräche mit den Freundinnen strengen sie mehr und mehr an. Daher müssen die Zachers viele Anfragen nach einem persönlichen Vorbeikommen oftmals von vorneherein absagen. Manche suchen jetzt vermehrt den Kontakt zu Karl-Heinz, um Nina nicht zu belasten.

Er selbst hat in der Zeit der Erkrankung eine große Bandbreite im Umgang mit einem schwerkranken Menschen beobachtet. Unbeholfenheit und Hilflosigkeit, die schon fast kränkend wirken können, aber auch Courage und Charakterstärke, die aufbauen und stärken. Entscheidend für ihn sind Gespür und Empathie für die richtigen Worte – oder Gesten:

»Man kann auch einfach mal gar nichts sagen. Eine Umarmung, ein langer Händedruck, es gibt so viele Möglichkeiten zu kommunizieren, insbesondere nonverbale. Das nutzen viele gar nicht, weil sie denken, sie müssten eine Situation immer kommentieren. Wer tatsächlich die richtigen Worte sucht, sollte sich nicht an der Oberfläche bewegen, sondern sich ganz darauf einlassen. Man kann nämlich einiges sagen, wenn man jemanden besucht, der sterbenskrank ist: *Schön, dass ich dich sehen darf. Wunderbar, dass wir heute gemeinsam Zeit verbringen dürfen. Ich habe mich sehr darauf gefreut. Danke, dass es geklappt hat.* Unser Leben ist so voll mit allem Möglichen, so dass oft kein Platz für diese Emotionalität ist. Sicher, dafür muss man sich damit beschäftigen, man muss darüber nachdenken, was möchte ich denn noch besprechen? Wie könnte das beim Gegenüber ankommen? Wenn man einen lieben Menschen auf der Palliativstation besucht, sollte man sich zuvor überlegen, über was man mit ihm reden möchte, damit man sich nicht hilflos in Plattitüden flüchtet. Wenn er da im Pflegebett liegt und die Morphiumpumpe in der Bauchdecke hat, ist die Frage: *Na, wie geht's denn?* schon fast zynisch. Stereotype helfen da nicht weiter. Stattdessen lässt man dem anderen Raum. Man folgt seiner Intuition und versucht zu erspüren, was dem anderen wichtig ist, was er besprechen möchte.«

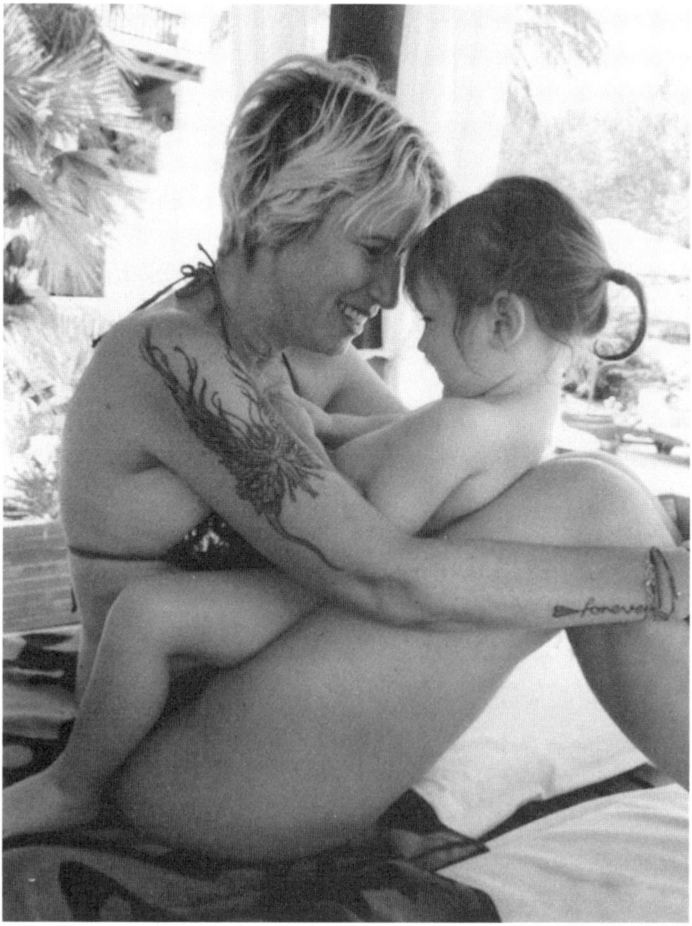

Kleine Abschiede

Es gibt ein paar Dinge, die ich jetzt seit längerem nicht mehr haben möchte.

Ich möchte abends nicht mehr mit Schmerzen ins Bett gehen, über Nacht gefrieren und morgens steif wie eine Statue erwachen. Im Laufe des Tages taue ich zwar ein wenig auf, aber die Schmerzen bleiben. Ich habe keine Lust mehr, Wasser, Kaffee oder Champagner aus einem Strohhalm zu trinken. Es nervt mich und schmecken tut es mir schon lange nicht mehr. Noch weniger habe ich Lust, mich füttern zu lassen wie ein Kleinkind. Gerade Essen ist doch so ein sensibles Thema. Was bleibt einem denn, wenn alles geht, was hält einen noch irgendwie am Leben, was erfüllt einen noch mit Freude? Das frage ich mich jeden Tag aufs Neue. Eine Antwort darauf gibt es immer seltener. Die Lust am Essen ist mir bereits gänzlich vergangen, nicht nur deshalb, weil ich mich öfter verschluckt habe und dann hilflos um mein Leben ringe, sondern weil es kein Genuss mehr ist, sondern nur noch eine lästige Notwendigkeit und Handlung.

Egal, ich kann es nicht mehr ändern.

Das Gute daran ist, dass mir somit die Entscheidung, ob ich mein Leben künstlich verlängern möchte, ganz leicht gemacht wird.

Seit Nina in den Sommerferien 2015 auf Ibiza in den Pool geglitten ist, und sich selbst aus eigener Kraft nicht mehr aus dem Wasser erheben konnte, hat sie Angst. Es war nur ein winziger Augenblick, bis Karl-Heinz, der sich in ihrer unmittelbaren Nähe befand, sie zurück an die Oberfläche brachte, aber er reichte aus, um sie beinahe ersticken zu lassen. Denn das, was normalerweise in einer solchen Situation passieren würde, nämlich dass ein reflexartig einsetzender Hustenreiz die Flüssigkeit schnell wieder aus der Luftröhre herausbefördert, war bei Nina schon außer Kraft gesetzt. Ihre Muskulatur war bereits zu schwach, um diesen natürlichen Schutzmechanismus zu leisten. Seitdem ist ihre Furcht vor dem Verschlucken omnipräsent. In ihren wöchentlichen Sitzungen in der Atemtherapie und Logopädie wird dieser Thematik großer Wert beigemessen. Nina trainiert immer wieder ihre Atmung, arbeitet an ihrer Haltung und übt das Schlucken an sich. Was bei einem gesunden Menschen automatisch und ohne bewusste Wahrnehmung abläuft, setzt sich aus einer hochkomplexen Abfolge unterschiedlichster Prozesse zusammen, unter Beteiligung von über fünfzig Muskelpaaren. Das ausgeklügelte Zusammenspiel befördert Speichel, Nahrung und Getränke in den Magen, je nach Beschaffenheit unterschiedlich koordiniert und an das jeweilig zu Schluckende angepasst. Damit der Speichel, Gegessenes oder Getrunkenes dabei nicht versehentlich in die Luftröhre wandert, ist das fehlerfreie Zusammenspiel der Muskeln im Mund- und Rachenbereich ein elementarer Faktor. Für ALS-Patienten zählt daher »Essen« oder »Trinken« ab einem bestimmten Zeitpunkt zu den Horrorszenarien der Krankheit. Gerade für einen Genussmenschen wie Nina geht ein entscheidendes Stück Lebensqualität verloren. Das, was einmal großes Vergnügen bereitete, worauf man sich freute, was zelebriert wurde, verbreitet nun Angst. Darüber hinaus wird bald ein essentieller kulinarischer Aspekt verlorengehen: Für das runde Geschmackserlebnis eines Mahles gehört es dazu, ein Gericht in seinen Bestandteilen, in der unterschiedlichen Konsistenz der einzelnen Speisen wahrzunehmen. Im Herbst 2015 ist Nina noch bedingt in der Lage, Nahrung in ihrer ursprünglichen Form aufzunehmen. Doch schon bald wird sie alles, was Karl-Heinz für sie kocht und zubereitet, als Brei in pürierter Form zu sich nehmen müssen. Solange dieser Moment noch nicht eingetreten ist, möchte Karl-Heinz seiner Frau kleine feinschmeckerische Freuden bereiten. Er entdeckt beim Einkaufen einen Linsensalat. Weil er weiß, wie sehr Nina dieses Gericht mag, bringt er es ihr mit:

»Nina mochte Linsen total gerne. Aber als ich zu Hause den Salat gereicht habe, hat sich Nina beim Essen daran verschluckt. Es war schrecklich. Ihr fehlte nicht nur die nötige Muskelkoordination, um die Nahrungsaufnahme richtig zu steuern, sie verfügte auch nicht mehr über die nötige Muskulatur, um diese kleine, reingerutschte Linse abzuhusten. Es war eine wirklich krisenhafte Situation – und damit auch nicht vorbei. Es passierte das, wovor sich ALS-Patienten ebenso fürchten wie vor dem Verschlucken, nämlich dass der Fremdkörper in der Lunge eine Infektion auslöst. Nina hatte sich also mit dieser kleinen Hülsenfrucht eine sogenannte Aspirationspneumonie, also eine Lungenentzündung geholt.«

Eine Lungenentzündung hab ich mir schon immer mal gewünscht. So viel Glück muss man erst mal haben.

Trotz ihrer akuten, jetzt zusätzlich belastendenden Erkrankung bleibt Nina in dieser Zeit zu Hause und geht für die Behandlung nicht in ein Krankenhaus. Sie wird bereits schon seit geraumer Zeit von einem SAPV-Team betreut. Das erste Kennenlernen fand im Dezember 2014 statt, und seitdem kommen regelmäßig Ärztinnen und Ärzte, Schwestern, Pfleger und Therapeuten zu Nina nach Hause. SAPV steht für Spezialisierte ambulante Palliativversorgung. Sie gewährleistet, dass schwerstkranke Patientinnen und Patienten im häuslichen Umfeld gepflegt werden können – bis zum Schluss. Ein interdisziplinäres Team leistet eine umfassende Betreuung, die über die medizinische Begleitung hinausgeht und neben therapeutischen ebenso spirituelle Angebote umfasst. Über eine Rufbereitschaft steht das SAPV-Team unheilbar Kranken und ihren Angehörigen rund um die Uhr zur Verfügung. Es unterstützt die Familien in vielerlei Bereichen, etwa bei der Organisation von Pflegediensten, Hilfsmitteln oder behördlichen Fragen und leistet in Absprache mit der Hausarztpraxis die notwendige medizinische Versorgung, insbesondere, was die Medikation bei Schmerzen, Übelkeit und Atemnot betrifft. Selbst in Krisensituationen und bei Komplikationen wird die Versorgung über Hausbesuche gewährleistet, wodurch keine Krankenhauseinweisung notwendig ist. Patienten, die sich für dieses Versorgungsmodell entscheiden, hegen den großen Wunsch, zu Hause sterben zu können, der somit gesichert wird – so wie Nina, wie sie selbst am 27. November in einem Video, das sie auf Facebook postet, erzählt:

> Ich wollte euch heute mal wieder eine Videonachricht schicken, weil viele Leute mir geschrieben haben, und ich jetzt leider zwei Wochen nicht in der Lage war, Nachrichten zu beantworten, geschweige denn zu lesen. Ich danke euch sehr für eure lieben Botschaften und Genesungswünsche. Hinter mir liegt eine üble Zeit mit Erstickungsanfällen, und mein Palliativteam war hier auch in den Nächten im Einsatz. Ich habe mich jetzt mit Antibiotika aufpäppeln lassen. Das hat diesmal glücklicherweise noch in Tablettenform ausgereicht, weil ich ja keine kurativen Maßnahmen mehr in Anspruch nehmen möchte. Dementsprechend wäre ich auch nicht in ein Krankenhaus gekommen bzw. hätte ich mich nicht einliefern lassen. Allerdings hat das Erlebte seine Spuren hinterlassen, mein Körper ist mittlerweile ausgelaugt, schwach, aber auch im Kopf macht sich Furcht und Angst breit, wo bis dato noch keine war, aber das bringt so ein Schicksal mit sich. Ihr hört, meine Sprache wird langsam langsamer, auch das erfreut mich nicht besonders, weil es zunehmend anstrengend wird, zu atmen und zu sprechen.

Dank der Gabe von Antibiotika bildet sich die Infektion zurück – die Angst aber bleibt:

»Ninas Zustand stabilisierte sich noch mal ein wenig, und sie erlebte eine kleine Erholungsphase, aber uns war klar, dass das Zeitfenster eng wurde. Spürbar verließ sie die Kraft: Sprache, Essen, Atmung – alles wurde schwächer und schwieriger. Entsprechend klein wurde Ninas Bewegungsradius. Es kamen noch einige Anfragen für Reportagen und Talkshow-Auftritte, die Nina der Sache wegen wirklich gerne wahrgenommen hätte, aber ihr fehlte jetzt schon oft die Energie zum Reden. Der Urlaub auf Ibiza in den Sommerferien war ihre letzte größere Reise. Wir waren wirklich nur noch punktuell unterwegs, einmal auf einer Hochzeit von guten Freunden in Österreich, da hatte ich das erste Mal den Eindruck, dass es zu viel für sie ist. Man sieht es auf den Fotos, Nina strahlt nicht so wie sonst. Wenn die anderen Gäste tanzen und man selbst sitzt im Rollstuhl am Tisch, spielt wohl auch eine gewisse Wehmut eine Rolle. Traurig gestimmt hat sie in der Zeit auch, dass sie nicht auf die Wiesn gehen konnte – das erste Mal seit ihrer Kindheit. Für uns gehörte das Oktoberfest einfach dazu, das war immer ein Highlight. Nina war schon immer ein totaler Wiesnfan und durch unsere berufliche Tätigkeit entwickelte es sich sozusagen zum Muss. Wir hatten selbst immer Tische über die Brauerei und sind natürlich viel eingeladen worden. In den Jahren davor hatte ich durch unsere Kontakte in der Branche einiges organisieren können, um Nina einen Besuch zu ermöglichen: Einmal hatten wir in der ›Ochsenbraterei‹ einen Platz in einem Zelt ganz nah an der U-Bahn, und 2014 durften wir mit dem Auto sogar direkt vors Käfer-Zelt fahren, was eigentlich an sich so gut wie unmöglich ist. Umso schöner war es, dass es tatsächlich geklappt hat. Natürlich hätten wir 2015 ebenfalls Plätze gehabt, aber es war klar, dass Nina einen Oktoberfestbesuch nicht mehr schaffen würde. Das war wirklich hart für sie, auf Facebook die anderen beim Feiern zu sehen. Es schmerzte sie sehr zu wissen, dass sie das nie wieder erleben würde. Sie würde niemals wieder eines ihrer tollen Dirndl tragen. Erneut war etwas, was in ihrem Leben eine wichtige Rolle gespielt hatte, endgültig vorbei.«

Es sind wenige Aktivitäten, die jetzt noch außerhalb des Hauses stattfinden. Im November führt Karl-Heinz seine Frau ins Varieté aus, im Dezember begleiten sie Freundinnen ein letztes Mal in die Allianz Arena zum FC Bayern gegen den SV Darmstadt 98. Nina besucht den Christkindlmarkt zum Adventssingen von Lolas Kindergarten, aber schon Helenas Tanzkursabschlussball findet ohne ihre Eltern statt. Nina fehlt die Kraft, an einer öffentlichen Veranstaltung teilzunehmen, und Karl-Heinz, der nach wie vor die Pflege seiner Frau komplett ohne fremde Hilfe stemmt, kann Nina nicht alleine lassen. Tatsächlich spitzt sich hier die Situation mehr und mehr zu. Nina bedarf nun einer Vierundzwanzig-Stunden-Versorgung. Ihre Hände und Arme sind verkrampft und zu keiner Bewegung fähig. Sie kann ohne Hilfe keine Nahrung zu sich nehmen oder nicht die Toilette aufsuchen. Karl-Heinz übernimmt alle Aufgaben – ausnahmslos, egal, um was es geht und zu welcher Uhrzeit es nötig ist. Nina, die natürlich erkennt, dass ihr Mann am Rande seiner Belastbarkeit angekommen ist, würde sich etwas wünschen, was ihr aber niemand erfüllt:

Ich muss jetzt hier mal ein paar Worte an die Menschen richten, die mir immer ihre Hilfe anbieten. Die schon fast zwanghaft bekunden, dass sie »immer für mich da sein werden«. An dieser Stelle möchte ich mal fragen, und das völlig vorwurfslos, sondern einfach mal zum Nachdenken: Wo seid ihr denn alle? Und wie stellt ihr euch diese Hilfe vor? Vielleicht erwarte ich auch ein bisschen zu viel, aber leere Worte bringen mir rein gar nichts mehr.

Hilfe welcher Art wollt ihr mir denn anbieten? Mit mir Kaffee trinken, Kuchen essen, stundenlanges Labern über bereits Gesagtes? Das ist mir leider keine HILFE! Wisst ihr, was mir wirklich helfen würde? Wenn nur einer von euch, und zwar ohne großes Aufhebens darum zu machen, vielleicht am Wochenende für die ach so liebe Freundin, deren Schicksal man bedauert und das einen so berührt, einmal einen Pflegekurs besuchen würde. Ein paar Stunden investieren würde, um sich zeigen zu lassen, wie man jemandem wirklich helfen kann und mir damit die Sicherheit zu geben, euch nicht nur in meinem Haus bewirten und bespaßen zu müssen, sondern im Notfall wirklich Hilfe zu bekommen. Nicht vor überraschten, geschockten Gesichtern und hilflosen Mienen zu sitzen, während mir etwas die Luft raubt. Oder wenn ich nur mal gerne meine Sitzposition leicht verändern würde und dann erst stundenlang erklären muss, wie man mir hilft. Das wäre mal wirklich eine Hilfe und nicht nur dauernd leere Worte.

Tatsächlich kann niemand im Umfeld der Zachers Karl-Heinz auch nur für ein paar Stunden ersetzen. Obwohl wahrscheinlich viele eines Tages in die Situation kommen, dass ein Elternteil pflegebedürftig wird, der Partner oder die Partnerin oder ein naher Angehöriger schwer erkrankt, wissen die wenigsten, wie sie in diesem Fall konkret Hilfe leisten könnten. Einen bettlägerigen Menschen richtig zur Seite zu drehen erfordert abstützende Maßnahmen. Jemanden, dessen Gliedmaßen gelähmt sind, hochzuheben kann ohne Kenntnis der richtigen Technik für beide schnell zu einem peinlichen Gewaltakt mutieren. Man bringt nicht nur den Pflegenden in eine demütigende Lage, man läuft selbst Gefahr, sich dabei Rückenprobleme einzuhandeln. Die Unkenntnis in pflegerischen Grundgriffen, etwa in rückenschonendem Heben und Tragen, dem richtigen Betten, einer krankheitsbedingten spezifischen Ernährung und deren etwaigen Komplikationen sorgen für Unsicherheit und Hemmungen. Dabei, so Karl-Heinz, wäre es ganz einfach:

»Ich konnte mir durch den frühen Kontakt mit dem SAPV-Team und den vielen Therapeuten hier im Haus einiges an Tricks und Kniffen aneignen, etwa zum richtigen Umdrehen einer liegenden Person oder adäquater Hilfe beim Aufstehen. Ich bin da entsprechend hineingewachsen. Natürlich kam irgendwann der Gedanke, es engen Freunden nahezubringen. Viele boten ja immer wieder ihre Hilfe an, und dann meinten wir: ›Mach doch mal einen Pflegekurs!‹ Der wird z.B. von den Krankenkassen angeboten, das sind in der Regel drei Abende. Da wird gezeigt, mit welchen kleinen Tricks man jemanden aus dem Rollstuhl heben kann, oder wie man hilft, ein T-Shirt anzuziehen, ohne den anderen total zu verbiegen. Danach hätte man sich mal um Nina kümmern können. Es muss ja nicht gleich der Gang zur Toilette sein, das wäre wirklich zu intim gewesen. Es ging einfach darum, sich ein paar Basics anzueignen, um mich mal zu entlasten. Für uns wäre es eine schöne Geste gewesen, unabhängig davon, ob jemand tatsächlich hier pflegerisch tätig geworden wäre. Einfach zu zeigen, man wäre theoretisch in der Lage, parat zu stehen, wenn mal Not am Mann wäre.«

In der Tat wird parallel mit dem Fortschreiten von Ninas Erkrankung ihre Pflege für Karl-Heinz schwieriger. Beim Essen- und Getränkereichen ist er jetzt ständig in Alarmbereitschaft, nicht dass erneut Komplikationen drohen. Die sehr fortgeschrittenen Lähmungen erschweren Ninas Transport. Karl-Heinz, der Nina jeden Tag aus dem ersten Stock ins Erdgeschoss trägt, spürt eine Veränderung an Ninas Gewicht. Obwohl sie kontinuierlich abnimmt, führt die fehlende Körperspannung zu einem Empfinden größerer Schwere. Trägt er sie über die Stufen, muss Karl-Heinz die Kraft ganz allein aufbringen, denn Nina kann sich nicht mehr an ihm festhalten. Besondere Aufmerksamkeit widmet er Ninas Positionen beim Sitzen und Liegen – unter Tags, aber ganz besonders in der Nacht. Karl-Heinz lagert Nina jetzt nachts bis zu siebenmal um. Dies dient auch der sogenannten Dekubitus-Prophylaxe, also der Vermeidung eines Wundliegens. Allerdings geht es nicht allein um das reine Umdrehen, wie Karl-Heinz erzählt: »Nina sollte ja bequem liegen. Wir haben also viel mit Kissen gearbeitet, angefangen mit einem Stillkissen, das wir noch von früher hatten, über viele kleinere Polster, bis hin zu speziellen Keilkissen. Das Lagern ist wirklich nicht trivial. Man kennt es von sich selbst: Jeder legt sich so hin, wie es für ihn am bequemsten ist, da kann ein Millimeter über angenehm und unangenehm entscheiden. Durchs Nina Bewegungsunfähigkeit konnte sie nicht ein Stückchen hierhin rücken oder dahin, den Fuß nicht dorthin drehen oder den Arm dahin. Um Nina eine angenehme Liegeposition zu verschaffen, brauchte sie Hilfe von außen. Ende 2015 war Nina noch fähig zu sprechen, da war es entschieden leichter, denn sie konnte klare Anweisungen geben. Später, als sie ihre Sprache verlor, musste ich intuitiv versuchen herauszufinden, was sie stört und wie sie es gerne möchte. Ich musste erspüren, wie es ihr erträglicher wäre, aber von außen war das nur sehr schwer zu erfassen.«

Nina, die in den vergangenen Monaten permanent über das Loslassen nachgedacht hat, erkennt, dass nun tatsächlich die Zeit dafür gekommen ist. Einige Dinge will sie noch erledigen, solange es noch möglich ist. Nina möchte ihren Kindern etwas mit auf den Weg geben, für später, wenn sie nicht mehr da ist: »Nina hat für Helena, Lenny, Luke und Lola jeweils ein Buch gestaltet, für jedes einzelne der Kinder, mit einem persönlichen Brief und vielen Fotos. Es sind Aufnahmen aus der gemeinsamen Zeit, die sie mit ihrer Mutter hatten, beginnend mit ihrer Geburt bis zu diesem Moment. Nina und ich haben dafür alle unsere Fotos durchgesehen. Sie lag auf ihrem Pflegebett, mit Blick auf den Computerbildschirm, und wir sind die ganzen Ordner auf dem Rechner durchgegangen. Danach habe ich sie entsprechend sortiert und in Form gebracht. Es existieren zum Glück so viele Fotos, so dass wir lange für diese vier Bücher gebraucht haben. Die Briefe an die Kinder verfasste Nina allein. Es sind sehr persönliche und natürlich sehr traurige Zeilen, deshalb sollten sie bewusst an den Anfang des Buches. Blättert man weiter, entdeckt man viele schöne Fotos und hat so die Möglichkeit, sich an die guten Zeiten zu erinnern. Nina hat mich an der Stelle wieder einmal überrascht. Wer ist so stark, in dieser Form eine Rückschau der eigenen Biographie zu planen? Sich täglich damit auseinanderzusetzen, was man hinter sich lässt, um den Kindern ihr persönliches Vermächtnis zu schenken? Ehrlich gesagt, weiß ich nicht, ob ich das könnte.«

Liebe Helena,
meine kleine Sonne, ich wollte dir noch ein paar Zeilen für die Zukunft schreiben. Während ich mit dir schwanger war, war ich der glücklichste Mensch der Welt. Deine kleinen Füßchen und Händchen das erste Mal an meiner Bauchdecke zu spüren fühlte sich tatsächlich an wie ein Schmetterlingsküsschen – weißt schon, wenn wir das mit den Wimpern machen –, nur im Bauch. Auf nichts hab ich mich in meinem Leben vorher mehr gefreut als auf dich. Ich liebe dich so sehr, du bist ein wunderbares, hübsches und intelligentes Mädchen und wirst einmal eine tolle Frau werden. Das weiß ich ganz sicher. Auch wenn ich dich nicht mehr dabei begleiten kann, bin ich dennoch immer bei dir. Du bist meine Große, und ich bitte dich, dafür Sorge zu tragen, dass ihr vier, Luke, Lola und Lenny euch nie ganz verlieren

werdet, egal, wohin euch das Leben treibt. Familie ist das Wichtigste auf der Welt.
Wenn du im Leben jemanden findest, den du sehr magst und dem du vertraust, z. B. eine neue Frau an Papas Seite, denkt immer daran: Sie wird mich niemals ersetzen und das auch gar nicht wollen, aber du darfst sie trotzdem und gerade deshalb liebhaben, und das ist kein Verrat an mir.
Ich wünsche mir nichts mehr, als dass ihr alle glückliche, fröhliche Menschen werdet und nicht immer nur meinen frühen Tod betrauert. Ich weiß, ich bleib für immer ganz fest in deinem Herzen, und das wird sich nie und durch nichts jemals ändern. Lass uns für immer an unsere lieben Nasenbussis denken, mein Sonnenschein. Ich liebe dich mehr als mein Leben, meine Sonne, denke immer daran.
Deine Mama

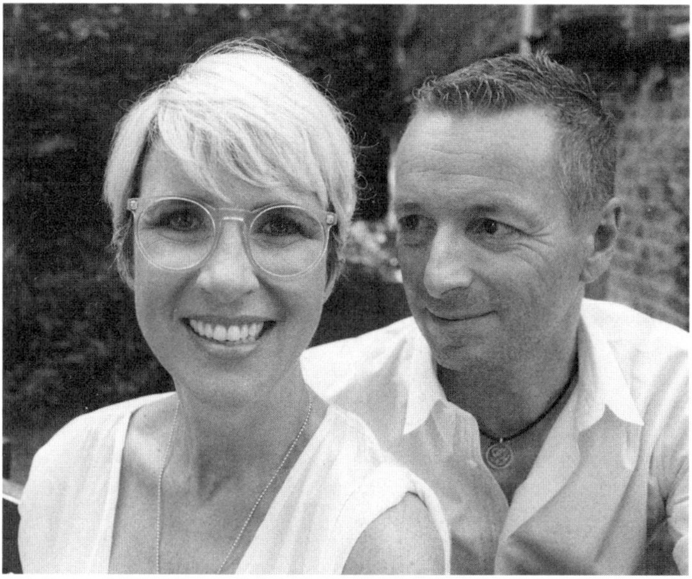

Was ich dir noch sagen wollte

Heute erscheint der vierte und persönlichste Teil der Reportage von Katharina Rieger über meine grausame und schicksalhafte Erkrankung in der Zeitschrift »myself« mit dem Titel »Was ich dir noch sagen wollte«. In zwei sehr persönlichen Briefen von mir an meinen Mann und umgekehrt zeigen wir, um was es uns inzwischen im Leben wirklich geht. Ich finde es wichtig zu erzählen, was unsere Definition von »wahren« Sorgen, Ängsten und Problemen ist. Mit diesem Artikel, quasi meinem Weihnachtsgeschenk an euch alle da draußen, verabschiede ich mich nun, mit den besten Wünschen für die bevorstehenden Feiertage und wünsche euch schon jetzt ein gesundes und zufriedenes neues 2016.

Lieber Kalle,
wenn ich an unsere Anfänge denke, sehe ich dich auf meinem Sofa sitzen: Du hast mir beim Umzug in meine erste Wohnung geholfen und bist einfach geblieben. Einundzwanzig Jahre sind seither vergangen. Jetzt sind wir verheiratet und haben vier Kinder. Und ich muss bald sterben. Meine Arme und Beine sind gelähmt, das Atmen ist mühsam, und meine Stimme wird versiegen. Diese Krankheit ist ein schleichendes Verkümmern. Das ist hart für mich. Ich bin total abhängig von dir, und es hat mich Überwindung gekostet, deine Hilfe zuzulassen. Du musst mich tragen, füttern und waschen.

Manche Todkranke fürchten den Verlust der Autonomie so sehr, dass sie den Freitod in der Schweiz wählen. Für mich käme das nie in Frage. Ich bin jetzt am liebsten mit dir zusammen und dankbar dafür, dass du mich nicht verlassen hast. Es heißt schließlich »In guten wie in schlechten Zeiten«. Das ist der Deal, und ich würde dasselbe für dich tun. Du bist ein Perfektionist, und alles läuft wie am Schnürchen: der Haushalt, der Alltag mit den Kindern, meine Termine mit Ärzten und Therapeuten. Du machst das gut, und das ist sehr angenehm. Aber ich sehe auch, dass du das Gefühl der Kontrolle brauchst, obschon meine Krankheit unkontrollierbar ist. Ich vermisse deine Unbefangenheit, und es ist, als ob ein Schleier über dir liegt. Manchmal denke ich, dass ich dir lästig bin. Was mir bewusstgeworden ist: Wir haben viel erreicht, aber manches ist dabei zu kurz gekommen. Wir haben als Gastwirte ein großes Lokal zum Florieren gebracht, die St. Emmeramsmühle in München. Über Jahre hast du viel gearbeitet, und jeden Sonntag war ich mit den Kindern allein. Vieles lief so, wie du es für richtig hieltest. Klar, ich habe mich darauf eingelassen. Jetzt kann ich nur noch an mich denken.

Dass wir nun so viel Zeit füreinander haben, fühlte sich anfangs seltsam an. Warum musste es so weit kommen, damit das möglich ist? Als ich noch laufen konnte, sind wir viel gereist. Flug gebucht und los! Als ob man beim Wecker die Snooze-Taste drückt. Ein kleiner Aufschub. An Reisen ist nicht mehr zu denken. Wir leben viel in der Vergangenheit, schauen uns Videos an. Man sieht mich mit den Kindern basteln, tanzen und Quatsch machen. Wir zehren von unseren Erinnerungen. Ans Tauchen, nur wir zwei in der

Schwerelosigkeit. Einmal riss uns in vierzig Metern Tiefe eine Strömung auseinander. Es war brenzlig, aber wir haben es gemeistert. Weil ich getan habe, was ich für richtig hielt. Selbstbestimmung war immer wichtig für uns. In meiner Patientenverfügung habe ich lebenserhaltende Maßnahmen ausgeschlossen. Ich habe Angst davor zu ersticken, bei ALS ist das ein realistisches Szenario. Du weißt, dass du im Ernstfall nicht den Notarzt rufen sollst. Sondern das Palliativteam, das mir hilft hinüberzugleiten. Ich habe genau festgelegt, was wann zu tun ist. Ich muss diese Krankheit aushalten, und ich muss es anderen zumuten, meine Entscheidung zu tragen. Auch und gerade dir. Wenn ich weinen muss, spüre ich, dass dich das überfordert. Ich war nie schwach und kann es auch jetzt nicht sein. Manchmal fühle ich mich einsam, weil die Krankheit eine Distanz zwischen uns geschaffen hat. Es tröstet mich, wenn mich unser zwölfjähriger Sohn Lenny in den Arm nimmt und zum Lachen bringt. Als wir uns damals kennenlernten, hast du mich unheimlich umgarnt. Immer wieder hast du mich angerufen, Blumen geschickt. Es hat mich fasziniert, dass mir da einer signalisierte: Dich will ich und keine andere. Ich sagte: Ich brauche niemanden. Das hat dich angespornt, und irgendwann hat es gefunkt. Unsere Liebe fühlte sich sofort sehr beständig an.

Es ist mein Schicksal, dass ich so früh gehen muss. Das Leben unserer Kinder wird sich dadurch grundlegend verändern. Es macht mich traurig, dass ich ihnen diese Bürde mitgebe, ohne selbst dafür verantwortlich zu sein. Ich würde so gern sagen können: Tut mir leid, das habe ich verbockt. Aber es gibt keine Begründung, und das ist so schwer zu erklären.

Lieber Kalle, du weißt, dass es am Ende des Lebens nur darauf ankommt, was man gemeinsam erlebt hat und worauf man zurückblicken kann. Wir haben ganz viel, das ist unbezahlbar. Und ich weiß, dass ich für dich immer einzigartig sein werde.

Liebe Nina,
du hast es früher gewusst als ich, dass du bald sterben musst. Du hast es gespürt, als ich noch hoffte, es könnte etwas anderes sein. Als wir auf die Diagnose warteten, auf diese Wahrheit, die uns lange keiner zumuten wollte. Als sie feststand, sah ich dieses Bild vor mir: ein ALS-Kranker im Elektrorollstuhl, mit Beatmungsschlauch, ohne die Fähigkeit zu sprechen. Der Weg dahin war mir schleierhaft. Das hilft mir auch, es zu ertragen. Es hieß, es sei eine schmerzlose Krankheit – doch du hast fürchterliche Schmerzen. Der Verlauf dieser Krankheit ist wie Treibsand, jeder Tag ist ein Abschied. Jeden Tag schwinden Fähigkeiten, die ich ersetze. Ich habe mich gefragt: Wie können wir das bewältigen? Wie verändert das unser Leben?
Ich sehe zu, dass alles funktioniert, habe mich über die Pflege informiert und bemühe mich, den Einfluss auf die Kinder möglichst geringzuhalten. Sie wissen genau, was los ist. Aber sie sollen vom technischen Umgang mit der Krankheit wenig mitbekommen. Das Wichtigste ist jetzt, dass wir so viel Zeit wie möglich miteinander verbringen. Wir hatten ein gutes Leben. Du hast dich nie in den Vordergrund gestellt, dich um die Kinder gekümmert, als ich viel gearbeitet habe. Jetzt bin ich für dich da.

Liebe Nina, wir haben so viel zusammen erlebt und geschafft, wir sind immer auf die Füße gefallen. Unsere Verbindung ist tief und eng. Ich weiß, dass wir auch das jetzt gemeinsam bewältigen können. Du warst nie ein Mädchen, sondern immer eine faszinierende und starke Frau. Jetzt habe ich eine völlig neue Seite an dir entdeckt. Du bist philosophischer geworden, das ist ungemein bereichernd, du schreibst Texte, die mich berühren und auch schmerzen – weil ja erst die Krankheit diese Fähigkeit zutage gebracht hat. Es gibt nichts, was mich trösten kann.
Ich finde es wichtig, dass der Tagesablauf geregelt ist und alles reibungslos funktioniert. Du sagst: Jetzt sei ich manchmal genervt. Aber du weißt doch, dass ich nie deinetwegen gestresst bin. Sondern weil etwas nicht klappt, sich jemand verspätet. Wir waren immer ein gutes Team und haben wenig gestritten. Wir bekamen das erste Kind, übernahmen das Lokal und haben viel gearbeitet. Wir zogen in ein Haus, wir bekamen das zweite Kind. Es war schön, und wir haben gedacht: Wieso nicht ein drittes oder viertes Kind? Klar, das Leben mit vier Kindern ist anstrengend, allein das Fahren. Fußball, Ballett, Musikschule, Kindergeburtstage. Eine Kinderfrau unterstützt uns tageweise. Aber ich will das meiste jetzt selbst schaffen. Ich wollte und will nie jemandem etwas schuldig sein. Außer dir, meiner Frau. Du leidest darunter, dass du von mir abhängig bist. Ich will dir immer das Gefühl geben, dass es nicht so ist. Ich frage viel, damit du um wenig bitten musst. Dich in jeder Situation zu versorgen ist für mich kein Problem. Du musstest dich überwinden und sagen: Ich lasse es zu. Und noch mal: Ich lasse es von meinem Partner zu. Dass du keine lebensverlängernden Maßnahmen

möchtest, ist ganz allein deine Entscheidung. Aber ein Gedanke bedrückt mich: Was wird sein, wenn meine Frau plötzlich Atemnot hat, was mache ich dann? Es wird hart für mich, deine Entscheidung umzusetzen. Vielleicht muss ich dir ein Medikament geben, ich muss das Palliativteam rufen und ich weiß, sie sorgen dafür, dass du möglichst schmerzfrei gehen kannst. Wir sind jetzt wie auf einer Insel. Um uns herum läuft das Leben der anderen ganz normal weiter. Manche sind mit der Situation überfordert, andere schaffen den Spagat zwischen Normalität und Mitgefühl recht gut. Und wir beide lachen sehr viel. In einer Situation, in der man eigentlich nur noch heulen könnte. Du weißt, dass ich nicht gläubig bin, dass ich an so was wie Schicksal glaube. Dass ich versuche, dich zu trösten, so gut es geht. Aber dieser Abschied auf Raten ist für mich unfassbar schmerzhaft. Unsere Jüngste, Lola, ist vier Jahre alt, und die ersten Kindheitserinnerungen bleiben etwa ab fünf. Du glaubst, sie wird sich irgendwann nicht mehr an dich erinnern. Ich würde dir die Trauer in so einer Situation gern nehmen, aber es ist schwer für mich. Ich bin nicht hilflos. Aber manchmal fehlen mir die Worte.«

Eine öffentliche Verabschiedung. Eine Liebeserklärung an eine neunzehn Jahre dauernde Ehe, an vier großartige Kinder, an ein Leben voller guter und intensiver Momente. Und ein Schmerz, der unvorstellbar ist. Die Worte, die Nina und Karl-Heinz in der Zeitschrift veröffentlichen, finden großen Widerhall. Sie werden auf Facebook geteilt, von anderen Medien zitiert und weitergedruckt. Die Idee dafür entsteht zwischen Nina und der Journalistin Katharina Rieger. Karl-Heinz ist begeistert:

»Nina und ich wussten ja, wo es hingeht, und wollten nichts offen lassen. Im Prinzip hatten wir uns das, was in diesen beiden Briefen steht, gegenseitig bereits oft anvertraut. Schon die ganze Zeit über, es war daher keine spontane Botschaft. Für uns bedeutete es eher einerseits das Resümee der gesamten Erkrankungszeit und andererseits ein Zeichen für die Öffentlichkeit. Wir wollten unseren gemeinsamen Weg für andere skizzieren, die Brisanz einer solchen Diagnose darstellen und gleichzeitig ihre Chancen aufzeigen. Für sich persönlich, als Betroffene und für das Umfeld, innerhalb einer Partnerschaft und Familie. Die Resonanz war gigantisch, das hat uns selbst überrascht. Vielleicht lag es daran, weil wir mit dem Artikel etwas zum Ausdruck brachten, wofür viele keine Worte finden.«

Während andere angesichts einer solchen dramatischen Perspektive scheitern, sich trennen, verzweifeln und zerbrechen, zeigt sich die Beziehung von Nina und Karl-Heinz Zacher nicht nur stabil, sondern sie nimmt zu an Güte und Hingabe. Über all die Jahre, die sie miteinander verbringen, in denen die Familie wächst, Alltagssorgen dazukommen und sie am Ende die Last einer erbarmungslosen Krankheit knebelt, bleiben die beiden immer auch ein Liebespaar:

Lieber Kalle,
heute Nacht haben wir uns noch mal innigst geliebt. Leider wohl zum letzten Mal, so gern ich auch das noch immer und immer wieder spüren will. Mein Körper kann nicht mehr, aber du weißt, dass unsere Liebe auch so bleibt. Ich fühle, dass

es bei dir ebenso ist. Es macht mich unendlich traurig, dich bald zurücklassen zu müssen. Du hast mich über die vielen Jahre sehr glücklich gemacht. Mehr Zeit wurde uns leider nicht gegeben, diese jedoch haben wir wahrhaftig gelebt. Ich liebe dich.

Ihre außergewöhnliche Beziehung schenkt den beiden die Kraft für das, was ihnen jetzt noch bevorsteht. Die letzte und schlimmste Phase der Erkrankung bricht an, an deren Ende Nina völlig versteinert sein wird. Unfähig, zu sprechen, zu deuten, zu artikulieren, was sie möchte. Sie wird gefangen sein in ihrem Körper, eingeschlossen in einer verkrampften Hülle. Das einzige Fenster zur Außenwelt ist der augengesteuerte Computer, der es ihr ermöglicht, ihre Gedanken nach draußen zu tragen. Bereits im Herbst 2015 fängt Nina an, damit zu trainieren. Vorausschauend wie immer, ist Nina klar, dass sie sich frühzeitig an ein System gewöhnen muss. Einerseits, um zu lernen, wie das Programm funktioniert, andererseits, um ihre Wünsche und Schwierigkeiten besprechen zu können, so lange sie dazu verbal noch in der Lage ist. Um herauszufinden, was am besten zu Nina passt, beginnt Karl-Heinz zu recherchieren:

»Derzeit sind verschiedene Systeme auf dem Markt, mit unterschiedlichen Herangehensweisen. Manche verwenden Farbfelder, andere Zahlenreihen, wir haben uns schließlich für eine Variante mit Buchstaben entschieden. Der richtige Computer mit der Augensteuerung wurde erst Ende Februar 2016 geliefert. Wir wollten aber schon mal den Umgang mit dem Verfahren üben, also habe ich Vorlagen aus dem Netz runtergeladen und dann selbst eine Tafel gestaltet. Ich musste sie so halten, dass Nina sie gut sehen konnte und bin mit dem Finger erst nach unten gefahren. Hat sie gezwinkert, habe ich angehalten und bin dann mit dem Finger nach rechts gegangen. Hat Nina an einer Stelle erneut gezwinkert, landete ich zum Beispiel auf den Buchstaben »AU«. Ist man ein eingespieltes Team, ergänzt man ›Auto?‹ – und wenn man Glück hat, stimmt es. Nina und ich sind dabei immer sehr gut klargekommen, ich habe vieles sofort erkannt. Mit anderen Leuten war es komplizierter, und es kam zu Missverständnissen. Ein Erlebnis war besonders schlimm. Es war Anfang 2016, Nina konnte schon nicht mehr sprechen, der Computer war aber noch nicht im Haus: An einem Nachmittag hatten wir einen Pfleger angefragt, der uns für einen kurzen Zeitraum unterstützen sollte. Die Aufgabe bestand eigentlich nur darin, bei Nina zu sitzen. Ich hatte alles vorbereitet, und Nina stimmte zu: ›Kein Problem. Dann schreibe ich halt, wenn ich etwas brauche, während du unterwegs bist.‹ Als ich zurückkam aus der St. Emmeramsmühle, hatte zu Hause die totale Eskalation stattgefunden.

Ich war gerade mal eine Stunde weg, und eigentlich ging es nur darum, dass Nina eine Hand anders auf das Kissen gelegt haben wollte. Nur das wollte sie über die Tafel an den Pfleger kommunizieren, aber der hat es einfach nicht verstanden. Es ging wirklich nur um diese banale Handlung, nämlich das Kissen etwas weiter nach links zu schieben. Die zwei haben eine Stunde lang miteinander gekämpft, bis Nina schließlich resigniert aufgegeben hat. Als ich heimkam, war sie außer Rand und Band. Diese Kleinigkeit offenbarte die Dimension von Ninas Gefangenschaft: Sie lag da, ihr war eine Haltung unangenehm, sie wünschte eine Veränderung, und das funktionierte nicht. Nina war entsprechend grantig, und für mich war klar, dass ich sie so einer Situation sicher nicht noch einmal ausliefern würde.«

Ninas Verzweiflung über diesen letzten Autonomieverlust ist verständlich. In der Zeit der Erkrankung hat sich das Mitteilen ihres Innenlebens zu einer zentralen Aufgabe herausgebildet. Aus dem Notieren einzelner Gedanken entwickelt sich nach und nach ein literarisches Erbe. Das Schreiben an sich beansprucht schon lange ein Vielfaches an Zeit, die Handhabung ist beschwerlich. In den Monaten zuvor verfasst sie ihre Texte in einer speziellen Technik, die sie sich selbst aneignet. Dafür nimmt sie einen Smartphone-Stift in den Mund, beugt sich über ihr Handy und tippt langsam Buchstaben für Buchstaben in das Textfeld. So bearbeitet sie WhatsApp-Nachrichten, schreibt Facebookposts und ihre ganz persönlichen Aufzeichnungen, aus denen das Buch entstehen soll:

»Achtzig Prozent der Texte sind so entstanden. Das war unendlich mühsam und langwierig. Stundenlang saß sie da für einen Text. Der Stift für das Handy stand bei uns auf dem Tisch, in einem Glas, in das Lola bunte Figuren reinlegte, immer wieder andere. An dem Vorgang des Schreibens konnte ich jede Verschlechterung von Ninas Zustand ablesen, denn am Anfang beugte sich Nina so vor, dass sie mit dem Stift fast bis runter auf den Tisch kam. Irgendwann habe ich ein Buch druntergelegt, dann noch eins, und dann noch eins, damit sie sich nicht so weit runterbeugen muss. Und dann, Anfang Februar, war auch das vorbei. Diktiert hat Nina eher selten, vielleicht mal ein paar schnelle Kurznachrichten. Wenn man Familie um sich rum hat, Kinder, die spielen, will man so intime Gedanken, wie Nina sie zuweilen formulierte, nicht vor anderen in ein Gerät sprechen. Als Nina also Anfang 2016 zuerst ihre Sprache verlor und dann die Fähigkeit, mit ihrem Stift auf das Handy zu tippen, war die einzige Möglichkeit, verbal zu kommunizieren, der augengesteuerte Computer. Erst ab da konnte sie sich wieder mitteilen. Und all ihre Abschiedstexte schreiben – für die Menschen, die ihr auf Facebook folgten und für uns als Familie.«

Lieber Lenny, mein Engel!
Ich möchte dir noch ein paar Zeilen für dein weiteres Leben hinterlassen, leider werde ich es nicht mehr auf dieser Welt mit begleiten dürfen. Aber sei dir sicher, ich bin immer bei dir.
Du bist wahrlich ein toller, junger Mann, und ich bin sehr, sehr stolz auf dich. Du warst ja, wie du weißt, mein kleines Sorgenkind, und deshalb hab ich dich achtzehn Monate gestillt, um dir meine Immunkraft noch länger zu geben, die in der Muttermilch ist, weil du oft so schlimm krank warst. Du hattest mit neun Wochen deine erste Lungenentzündung und immer wieder schrecklich schlimmen Husten. Ich habe mir so unfassbar große Sorgen um dich gemacht. Ab dem zweiten Lebensjahr warst du plötzlich fit wie ein Turnschuh, und ich wünsche mir sehr, dass das ein Leben lang so bleiben wird. Du bist mit deinen Eigenschaften mir am ähnlichsten und warst mir eine wirklich tolle Hilfe. Du hast mich immer,

wenn ich traurig war, zum Lachen gebracht. Du bist wunderbar. Du hast ein gutes und liebevolles Herz, das ist das Wertvollste, was es gibt auf der Welt. Nutze es, um Gutes zu tun, und denk daran, was ich dir zum Thema »Herzenbrechen« gesagt habe. Sicherlich wirst du es nie absichtlich machen, nur durch deinen unbeschreiblichen Charme könnte es dir versehentlich passieren. Ich liebe dich sehr, mein toller Sohn. Ich wünsche mir, dass du ein fröhlicher, glücklicher Mensch wirst. Niemand wird jemals den Platz deiner Mama einnehmen, eine Mama gibt es nur einmal im Leben. Sollte es also irgendwann jemanden geben, den du sehr liebhast und vertraust, brauchst du niemals ein schlechtes Gewissen haben. Nichts würde ich mir mehr wünschen, als dass du glücklich bist. Pass gut auf dich auf, und gehe niemals zu große Risiken ein und hör immer gut auf deinen Bauch. Versuche bitte immer, Kontakt zu deinen Geschwistern zu halten, Familie ist das Wichtigste auf der Welt. Ich liebe dich so sehr mein Schatz, ich werde vom Himmel aus immer auf dich achten.
Deine Mama

Nina nutzt ihre letzte Kraft, um ihren Lieben berührende Zeilen zu schenken – und um die Öffentlichkeit an ihrem Abschied teilhaben zu lassen. Dabei widmet sie sich gnadenlos den Themen, vor denen man sich im Normalfall eigentlich gerne drückt. Als der Rapper SIDO in einer persönlichen Reportage Eindrücke aus dem Alltag eines Bestatters sammelt, postet Nina das Video auf ihrer Seite. Es ist ein mutiger Bericht. Er zeigt, wie ein Verstorbener gewaschen wird, wie im Krematorium aus der Asche der Toten metallische Gegenstände aussortiert werden, und er macht sogar nicht einmal davor halt, zu thematisieren, dass ein Leichnam präpariert wird, etwa durch das Verschließen von Körperöffnungen und dem Fixieren des Unterkiefers durch einen im Oberkiefer vernähten Faden. Dass Nina gerade jetzt dieses Thema so an sich heranlässt, mag auf manche verstörend und makaber wirken. Für Nina stellt es sich genau andersherum dar: Wenn nicht jetzt, wann dann sollte sie sich Gedanken dazu machen?

> Das Bild des Bestatters kennt jeder, und zwar durch das bewusste oder unbewusste Wegschauen. Kaum einer weiß, was in diesen letzten Räumen passiert, obwohl es jedem blüht.
> Dieser eindrucksvolle Bericht von Rapper SIDO hat viele meiner bisher niedergeschriebenen Wünsche noch einmal umgeworfen. Wer also sein Fleisch schon jetzt nicht beim Discounter kauft, sollte sich das Video ansehen und ggf. zu Lebzeiten den Gedanken an den eigenen Tod zulassen.

Nach wie vor ist sie bereit, ihr Sterben öffentlich zu machen. Schonungslos berichtet sie auf Facebook von ihrer Situation, die für Außenstehende kaum erklärbar scheint. Nina schafft es in anschaulichen Worten, ein Bild ihrer Situation zu zeichnen. Fotos veröffentlicht sie keine. Sich so zu zeigen entspräche nicht ihrer Vorstellung dessen, was sie hinterlassen möchte. Nina ist stark abgemagert, richtig essen kann sie nicht mehr:

Es ist so weit. Seit etwa drei Wochen kann ich endgültig weder essen noch trinken. Ich kann nur noch an Flüssigkeiten »nippen« und noch max. eine Speichelmenge schlucken. Ich wiege nicht mal mehr 45 Kilo auf 1.78 Meter.
Was jetzt kommt, kann sich jeder halbwegs gebildete Mensch denken, und wie es mir damit geht, sollte somit ebenfalls klar sein. Es ist wirklich grausamer, als ich mir das Ende meiner Krankheit vorgestellt habe. Warum ich das in absolut vollem Umfang erleiden muss, ist mir ein Rätsel, und wie zäh ich immer noch durchhalte, ebenfalls. Ich sitze hier hilflos und bewegungslos, wie dauerhaft in Fesseln gelegt, möglichst tapfer, um die letzte so wertvolle Zeit noch mit meiner Familie zu verbringen, bei völlig wachem Geist, aber fast unfähig zu sprechen. Täglich zumindest beim Frühstück und Abendessen mit meiner Familie zusammen, während der Alltag trotzdem gnadenlos weitergeht. Aber auch das stehe ich jetzt noch irgendwie durch, nicht zuletzt mangels Alternativen, nämlich einem Leben weiter von Pflege abhängig, an Schläuchen und Maschinen angeschlossen, das ich schon vor Jahren in meiner Patientenverfügung (im Falle eines Unfalls etc.) ausgeschlossen hatte. Gerade jetzt, wo ich noch dazu weiß, wie es sich anfühlt, wäre es irgendwie schizophren, wenn ich mich für solch ein Leben entscheiden würde, das ein jeder von euch doch insgeheim auch so sehr fürchtet. Ein Leben in totaler Abhängigkeit, vollständig gelähmt, ohne sprechen und nur äußerst mühsam überhaupt kommunizieren zu können. Ohne jemals wieder etwas essen oder trinken zu können, stattdessen mit pürierter Nahrung mittels einer Pumpe in der Bauchdecke künstlich am Leben erhalten zu werden. Im gesell-

schaftlichen Abseits den fassungslosen, erschrockenen Blicken der meist unsensiblen und respektlosen Mitmenschen ausgeliefert zu sein und von einer Maschine beatmet zu werden.

Der Tod macht mir da mittlerweile und nach dem, was ich alles in den letzten vier Jahren erleben und ertragen musste, gar keine so große Angst mehr, denn das langsame Sterben, das ich jetzt erlebe, ist das eigentlich Schreckliche. Das Wissen, dass es bald so weit ist und dass man nicht weiß, wie schlimm der Tod dann, wenn er kommt, wirklich ist, und ob es noch schmerzhafter und grausamer wird in dem Moment, in dem man sein Leben tatsächlich verliert.

Inzwischen sieht es daheim bei den Zachers mehr und mehr aus wie auf einer Intensivstation, mit zahlreichen Hilfsmitteln, Medikamenten und medizinischen Utensilien. Das Erdgeschoss des Hauses ist ein einziger loftartiger Raum mit offener Küche, großem Esstisch und einer Sofaecke. Der Blick über eine geräumige Terrasse geht hinaus in den Garten. Zwischen Tisch und Sofa ist das Pflegebett platziert, das über die elektrische Steuerung in variable Positionen gebracht werden kann. Auf dem Tisch ein Meer an Blumen, handgeschriebenen Karten, selbstgebastelten Plakaten. Nina wird inzwischen über eine Schmerzpumpe mit Opiaten versorgt, da die Morphinpflaster, die ihre Wirkung über die Haut abgeben, nicht mehr ausreichend sind. Karl-Heinz hat einen genauen Plan, auch für Notfälle, dennoch schaut das SAPV-Team mit Ärztinnen und Schwestern regelmäßig vorbei. Da Nina sich klar gegen eine künstliche Beatmung und das Legen einer Magensonde ausgesprochen hat, kann ihr irgendwann keine Nahrung mehr zugeführt werden. Sie magert weiter ab, verliert zehn Kilo innerhalb eines Monats.

Nach den tragischen Veränderungen der letzten Wochen wird das hier wahrscheinlich meine letzte Nachricht sein. Ich bin wirklich täglich auf ein Neues überrascht, wie es möglich ist, immer noch am Leben zu sein. Ich bin nur noch ein Schatten dessen, was und wer ich einmal war und mit nur noch knapp fünfunddreißig Kilo mehr tot als lebendig. Meine Sprache ist bis auf ein unverständliches, nicht mehr wahrnehmbares Krächzen unwiederbringlich verstummt. In der Kommunikation mit mir und meinen bereits auf ein absolutes, oft unerträgliches Minimum reduzierten Bedürfnissen ereignen sich oft wahre Dramen, weil man mich nicht mehr versteht. Im Sitzen kippe ich nun nach allen Seiten um, und meinen Kopf kann ich kaum noch halten. Dieser grauenhafte Verfall ist unerträglich, und ich kann nicht verstehen, warum so etwas überhaupt passieren darf. Meine spitzen Knochen bohren sich durch das Liegen langsam durch meine Haut, und ich kann nicht mal mehr schreien. Ich bin verzweifelt, leide aber an solcher Atemnot, dass ich mir, um keine Panik zu bekommen, Tränen nicht erlauben darf.
»So leicht stirbt man nicht«, sagte meine Mutter immer. Und damit hatte sie tatsächlich recht. Nicht nur das, den Tod muss man sich verdienen, das weiß ich jetzt. Denn zwischen der Erkenntnis, dass man bald sterben wird, bis zu dem Punkt, an dem man es tatsächlich »geschafft« hat, liegt ein meist langer qualvoller Weg. Von dem hat zwar

jeder schon mal irgendetwas gehört, aber auch genauso schnell wieder verdrängt, weil es, wie so oft, nicht die partytauglichen Themen sind, und jeder denkt, das würde immer nur den »anderen« passieren. Zum Glück für alle diese Feiglinge liegen das ganze Leid und die wahren Sorgen in unserer Gesellschaft meist im Verborgenen. Wird delegiert und »ausgelagert«, darum haben so viele Menschen verlernt, menschlich zu sein. Aber dieses grausame Drama geschieht jeden Tag, überall in Deutschland, hinter verschlossener Tür, in Pflegeheimen, bei Schwerkranken und alten Menschen.

Ein positives Ereignis war der Besuch der Seelsorgerin aus unserer Gemeinde, die ich darum bat, ein paar christliche Worte auch wegen meiner Kinder anlässlich meiner absehbaren Bestattung zu sprechen, obwohl ich schon vor vielen Jahren ausgetreten bin. Die Reaktion der katholischen Kirche fand ich bemerkenswert und bin dankbar dafür. Nächstenliebe, Mitgefühl und etwas für jemanden zu tun, ohne stets nur an seinen eigenen Vorteil zu denken, beherrschen nur die wenigsten Menschen, die ich einmal kannte.

Mit den meisten meiner vielen Gedanken bin ich jetzt alleine, und ich kann sie nicht mehr mitteilen. Gruselig irgendwie.

Ninas Leiden soll nicht ausgelagert werden, sondern als Teil der Familiengeschichte gelebt werden. Trotzdem steht für sie eine Zeitlang im Raum, in ein Hospiz zu gehen. Schon früh besuchen die Zachers eine Einrichtung in München und lassen sich dort auf die Warteliste setzen, denn Hospizplätze sind sehr begrenzt, so dass man sich dafür anmelden muss. Als absehbar wird, dass jetzt eine sehr schwere Phase anbricht, überlegt Nina, ob sie für ihre letzte verbleibende Zeit diese Option in Anspruch nimmt. Nina würde dort rund um die Uhr betreut, so dass Karl-Heinz pflegerisch entlastet würde. Die ärztliche Versorgung wäre über angegliederte Palliativmediziner gewährleistet, die Schmerzen und Atemnot lindern könnten. Die Kinder könnten jederzeit zu Besuch kommen und hätten gleichzeitig ihre Rückzugsmöglichkeiten im gewohnten Umfeld zu Hause. Nina notiert dazu:

Lieber Kalle,
es tut mir leid, dass ich dir nicht mehr die Frau gewesen bin, die du damals geheiratet hast, und meinen Kindern in den letzten Jahren nicht mehr die Mutter sein konnte, die sie gebraucht hätten. Es tut mir leid, dass ich so krank geworden bin und dir so große Sorgen für eine zwar sehr begrenzte, aber für uns doch endlose Zeit bereitet habe.
Sollte ich nächste Woche noch leben, werde ich wirklich noch mal überlegen, doch in ein Hospiz zu gehen. Ich denke, das wäre sicher besser für uns alle. Ich möchte dich und meine Kinder halt nicht alleine lassen und denke, du brauchst so oder so Unterstützung.
Ich liebe dich über alles und danke dir für tolle Jahre, die Liebe, die du mir geschenkt hast, dass du dich aufgegeben hast und dich so fürsorglich um mich gekümmert hast. Ich hätte es genauso gemacht und hoffe, dass du auch wieder glücklich sein kannst, irgendwann. Du warst der einzige Mensch in meinem Leben, der meine Liebe ohne Vorbehalte und mit aller Hingabe erwidert hat, eine unermessliche Erfahrung. Bitte

kümmere dich gut um unsere Kinder, so wie du es bisher auch gemacht hast.
In ewiger Liebe, dein Buddy

Tatsächlich ergibt sich die Möglichkeit, einen Hospizplatz zu erhalten, doch Karl-Heinz hat eine ganz klare Haltung:

»Ich habe Nina gesagt, dass es mein Wunsch wäre, dass sie hierbliebe. Es ist ihr Zuhause, warum sollte sie für die letzten Wochen irgendwo anders hinziehen? Ninas Bedenken galten den Kindern. Sie fragte sich, wie wir im Haus weiterleben können, wenn sie hier gestorben ist? Für mich persönlich war das nie ein Thema. Es wäre für unseren ganzen Umgang mit dem Thema Sterben eher ganz falsch gewesen, wäre Nina ins Hospiz gegangen. Ich bin mir sicher, Nina hätte sich dort nicht wohl gefühlt und die Kinder auch nicht. Schließlich haben wir dann einvernehmlich die Entscheidung gefällt, dass wir hier gemeinsam, als Familie, mit den Kindern, auch den letzten Weg gestalten wollen. Wir waren schon so weit miteinander gegangen. Ninas Tod sollte nicht ausquartiert werden. Nina wollte nie etwas verstecken und jedes Tabu vermeiden. Grundsätzlich ist die Idee eines Hospizes großartig und die Unterstützung dort wirklich umfassend. Wäre es bei uns daheim zu einer noch krisenhafteren Zuspitzung gekommen, hätten wir dieses Angebot vielleicht in Anspruch genommen bzw. in Anspruch nehmen müssen. Aber das war nicht der Fall, so dass Nina bis zum Schluss zu Hause bleiben konnte«.

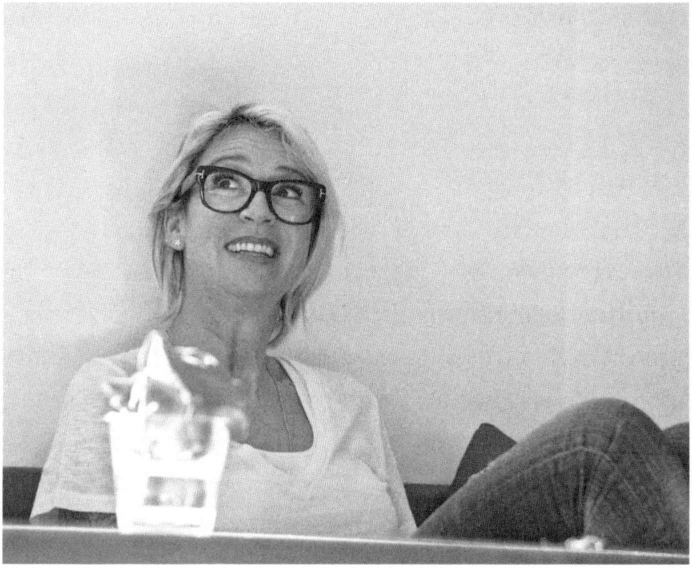

Loslassen

Meine lieben Kinder, lieber Kalle,
ich möchte euch nicht verlassen, und ich habe wirklich alles gegeben, aber in diesem Körper kann ich nicht länger leben. Er lässt mich einfach nicht mehr, und er lässt mich im Stich. Ich liebe euch so sehr. Bin für immer in euren Herzen
❤

Das, was Nina in den letzten Wochen ihres Lebens notiert, erfordert eine unvorstellbare Kraft. Für ihre Texte muss sie den Anfangsbuchstaben des zu schreibenden Wortes mit ihren Augen auf dem Bildschirm suchen, der mit einer speziellen Halterung an ihrem Pflegebett angebracht ist. Verweilt sie etwas länger mit ihrem Blick auf dem Zeichen, deutet das Programm dies als Zustimmung und notiert den entsprechenden Buchstaben. Zwar schlägt ihr das Programm nach wenigen Buchstaben bereits mögliche passende Worte vor, dennoch ist es extrem zeitaufwendig, ein paar Zeilen zu formulieren. Für einen Absatz benötigt sie ein paar Stunden. Ein längerer Text dauert mehrere Tage. Hat sie früher manches nur für sich geschrieben, teilt sie jetzt die meisten Texte mit der Öffentlichkeit. Vieles findet gewaltigen Widerhall in zahlreichen Medien und wird nicht nur von Ninas Fangemeinde, sondern auch von den Onlineseiten großer Zeitungen geteilt. Es ist nur noch wenig, was sie in diesen paar Wochen nicht auf Facebook stellt. Die liebevollen Briefe, die sie ihren vier Kindern hinterlässt, verfasst sie in ihren privaten Aufzeichnungen:

Lieber Luke,
meine Liebe, ein paar liebe Worte, die dich ein Leben lang begleiten sollen. Du warst mein Wohlfühlkind. Als ich 2008 mit deinen Geschwistern beim Martins-Umzug des Kindergartens war, merkte ich, dass du jetzt bald kommen wirst. Ein paar Stunden später warst du auf der Welt und ich der glücklichste Mensch auf Erden. Du kleiner Engel warst so süß, und am Silvesterabend, als ich das erste Mal mit Helena und Lenny das Feuerwerk aus dem Dachfenster von Helenas Zimmer bestaunen wollte, hast du das erste Mal durchgeschlafen. Nach nur sechs Wochen. Du wolltest zwar nicht wie deine Geschwister einen Schnuller lutschen und hast mich dadurch oft zur Verzweiflung gebracht, weil ich nicht wusste, wie ich dich beruhigen kann. Aber wie sich herausstellte, wolltest du immer ein bisschen meckern, bevor du einschläfst. Meine Liebe, du bist wahrlich ein besonderer Mensch, und ich liebe dich so sehr, wie man es nicht in Worte fassen kann. Seit kurzem gehst du in die Schule, und ich bin so unglaublich stolz auf dich. Du wirst einmal ein toller junger Mann werden, und ich bedaure sehr, dass ich dich dabei nicht mehr begleiten kann. Aber sei versichert, vom Himmel aus werde ich gut auf dich aufpassen und immer auf dich runtersehen und dich beschützen. Such dir einen besonders hellen Stern, dann wirst du mich auch sehen können. Meine große Liebe, deine Mama liebt dich mehr, als je ein anderer Mensch es

kann. Ich umarme dich ganz zärtlich und mit ganz, ganz viel Liebe und Dankbarkeit.
Deine Mama
Ich liebe dich bis zum Himmel und zurück.

Nina verfasst neben den Briefen an die Kinder in den Fotobüchern weitere Nachrichten an die vier. Diese Schreiben sind bestimmt für besondere Ereignisse in deren Leben. Ihre Erstkommunion. Der erste Liebeskummer. Der 18. Geburtstag. Nina schreibt die Texte mit dem Computer, Karl-Heinz druckt sie aus, ohne sie zu lesen. Ohne den Inhalt zu kennen, faltet er sie in entsprechende Kuverts, beschriftet sie mit Namen und Anlass und verwahrt sie für die Kinder auf. Mit dem augengesteuerten Computer liest Nina viele der Nachrichten, die sie erreichen, die Kommentare, die ihr die Menschen auf Facebook unter ihren Posts hinterlassen.

Für das, was zwischen den Eheleuten passiert, ist diese Form der Technik allerdings nicht nötig:

»Zwischen uns beiden war keine große Kommunikation mehr notwendig. Man kennt ja seine Partnerin, da reicht oft ein einziger Blick. Zwischen uns brauchte es keine Worte mehr, es sprach eher das Gefühl. Ich habe zugesehen, wie meine Frau leidet, und das war hart. Auch wenn zwischen uns wirklich alles geklärt war, hätte Nina natürlich noch viel mitzuteilen gehabt. Bis zum Schluss. Sie war ja bis zu ihrem letzten Tag ganz klar. Es war allerdings so unfassbar anstrengend, diese Worte niederzuschreiben. Ich glaube auch nicht, dass sie sterben wollte. Keine Frage, diese Schmerzen und dieser Zustand entwickelten sich ins

Unerträgliche. Wer will schon so krank sein, all das aushalten müssen, pflegebedürftig und derart eingesperrt sein? Daher wünschte sie sich vielleicht eine Erlösung von dem grausamen körperlichen Leid, aber nicht Erlösung ihrer Existenz. Das ist das besonders Tragische bei der ALS: Trotz des vollkommenen körperlichen Verfalls waren Ninas kognitiven Fähigkeiten bis zuletzt erhalten.«

Nina erlebt ihre letzte Lebenszeit sehr bewusst. Am 26. März begeht sie ihren sechsundvierzigsten Geburtstag. Die Reaktionen aus dem Freundeskreis sind sehr verhalten, so dass sie auf Facebook schreibt:

> Mein Geburtstag vor zwei Wochen war eine extrem bittere Enttäuschung, die ich mir selbst gerne erspart hätte. Aber im Smartphone-Zeitalter ist scheinbar alles, was persönlicher ist als eine elektronische Nachricht – auch wenn es mein letzter Geburtstag war –, noch zu viel erwartet. Dennoch hätte ich mich so sehr über ein zwei kleine bunt verpackte Sinnlosigkeiten gefreut.

Wieder einmal artikuliert Nina ganz klar, was sie will und legt den Finger dahin, wo es weh tut. Sie verdeutlicht, dass man selbst als Sterbende gerne ein paar nette Worte hört, sogar anlässlich des Geburtstages, der augenscheinlich der letzte sein wird. Natürlich bedarf es an der Stelle ein paar anderer Formulierungen als der üblichen Wünsche für ein »gesundes und glückliches neues Lebensjahr«. Man möchte nicht vergessen werden, nicht schon jetzt für tot erklärt oder aus vermeintlicher Rücksichtnahme alleingelassen. Nina deckt auf, dass die Fragestellung »Darf man sie denn jetzt noch stören?« die falsche ist. Die bessere wäre: »Wie kann man ihr jetzt noch eine Freude machen?« Noch einmal durchbricht Nina mutig die Barriere des Unaussprechlichen. Noch einmal wird sie dafür belohnt. Neben Blumensträußen und bunten Karten trudeln viele kleine Geschenke bei ihr ein, Schutzengel, Muscheln, kleine Präsente, mit wundervollen Botschaften versehen. Nina bedankt sich am 25. April via Facebook: »Noch mal für ein paar Augenblicke ein bisschen abgelenkt, freudig überrascht und glücklich zu sein, das haben einige von Euch geschafft, die mir letzte Woche mit liebevoll, großartig, bunt verpackten Päckchen und Briefen so viel Freude geschickt haben.«

Es soll ihr vorletzter Post sein. Zweieinhalb Wochen später ist Ninas Kraft fast aufgebraucht:

»Am Freitag, den 13. Mai war der Zustand so schlecht geworden, dass wir alle wussten, wir bewegen uns nun auf das Ende zu. Wir reden nicht mehr über Wochen und Monate, sondern über Tage. Das wurde uns ebenfalls vom SAPV-Team so gespiegelt, das inzwischen zweimal täglich vorbeikam. Ich hatte den Eindruck, dass über das Wochenende bei Nina ein Prozess in Gang kam, der durchaus etwas von einem Kampf hatte. Ich meine damit nicht Verzweiflung, denn Nina hatte in ihrem Innersten schon lange vorher so vieles mit sich ausgemacht. Eher ein Nichtglaubenwollen, dass jetzt tatsächlich das Ende kommt. Dass es jetzt tatsächlich passiert, dass sie stirbt.«

Wie ernst es ist, wird vom SAPV-Team direkt an Nina herangetragen. Noch einmal steht das große Thema »lebenserhaltender Maßnahmen« im Raum, und diesmal ist es eine Entscheidung über Leben und Tod. Das Szenario, das Nina in ihrem Kopf so oft durchgespielt hat, wandelt sich in Realität. Durch den Nahrungsentzug und die reduzierte Atemfunktion ist sie so entkräftet, dass ihr Körper Unterstützung benötigt, um seine Funktionen aufrechtzuerhalten. Ohne künstliche Ernährung und ohne Beatmung wird sie nicht mehr lange weiterleben. Die Palliativärztin bespricht dies unmissverständlich mit Karl-Heinz – und mit Nina selbst. Direkt an Nina gewandt, stellt die Ärztin klar die beiden Fragen: ob sie beatmet werden möchte bzw. ob eine künstliche Ernährung über eine PEG-Sonde eingeleitet werden soll? Beides verneint Nina mit klaren Gesten. Sie weiß, dies ist der »Point of no return«. Würde sie sich schon morgen anders entscheiden, wäre es zu spät. Doch ihr Entschluss steht fest. Nina ist bereit, ihr Sterben zuzulassen. Während das Leben um sie seinen gewohnten Gang geht:

> Während ich wohl wie eine skurrile Statue aus billigem Wachs wirke – spindeldürr, gezwungenermaßen schweigend, weil stumm in meinem Pflegebett bewegungslos mitten im Wohnzimmer stehend, und dazu der unfassbare Wahnsinn, dass ich zwar wutlos annehme, todgeweiht zu sein, mich aber trotzdem irgendetwas vom Sterben abhält – kreisen meine einsamen Gedanken laut und grell durch meinen völlig klaren Kopf.
> Währenddessen flimmert der perverse Gegensatz über den Bildschirm, und meine Tochter freut sich, GNTM mit mir anschauen zu dürfen.

Eines hat meine Krankheit geschafft: mir die Augen zu öffnen über das Leben und die Menschen. Das Leben in sorglosem Wohlstand und mit ausgeprägtem Ego kann vor lauter Zwecklosigkeit zwangsläufig doch nur die »Frage nach dem Sinn« zur Folge haben, zumindest bei sozialer Intelligenz.

Davon war in meinem Umfeld – bis auf meine Familie und wenige Ausnahmen – leider nicht allzu viel vorhanden. Ich habe das jetzt auch akzeptiert, da eben einfach viele nicht in der Lage waren, das leisten zu können, und die wenigen, die es konnten, mir jetzt näher sind als je zuvor. Ich verzeihe diesen ehemaligen Freunden sogar, denn es war ihnen allen nicht bewusst, wie schmerzhaft es war, so behandelt zu werden. Ich habe jetzt einfach angenommen, dass es nicht möglich ist, einen Menschen zu ändern oder ihn (und möge es der letzte Wunsch sein) zu etwas zu bewegen, was er partout nicht machen möchte oder kann. Genauso macht man aus einem Fisch kein Rennpferd, man muss das einfach akzeptieren oder den Kontakt nicht weiter aufrechterhalten. Diejenigen von euch, die mir Hunderte wunderbarer Briefe und Karten geschrieben haben, haben wohl größtenteils auch »Vom Baum der Erkenntnis« genascht.

Vielen Dank noch mal für euren Zuspruch und eure rührende Herzenswärme.

Während ich heute die schwierigste Entscheidung meines Lebens getroffen habe, wollen Frau Klum und ihre beiden fraglichen Juroren jungen Menschen verkaufen, um was es in ihrer kleinen unwirklichen und oberflächlichen Welt angeblich geht. Schönheit, Reichtum, Erfolg sind sicher nicht gänzlich schlecht, aber am Ende mehr als gleichgültig. In

Erinnerung wird bleiben, wer und wie wir zu unseren Mitmenschen waren und was wir mit Liebe und Mitgefühl für sie getan haben. Es gibt wunderbare Menschen da draußen, die vielleicht nicht aussehen wie Fotomodelle und nicht reich und glamourös sind, die aber unsere Welt besser machen. Liebe Heidi…

Das Wochenende verbringt die Familie gemeinsam in ihrem Haus. Dann fasst Karl-Heinz einen Beschluss, auch in Ninas Sinne: Die Kinder sollen jetzt in der Sterbephase nicht mit allem konfrontiert werden und übernachten daher im Wasserschlössl an der St. Emmeramsmühle. Dorthin hatte sich Nina nach ihrer HWS-Operation zurückgezogen. Damit ermöglicht Karl-Heinz den Kindern die Option von temporären Besuchen und schützt sie gleichzeitig vor möglichen krisenhaften Momenten, die ein Sterbeprozess beinhalten kann. Betreut werden die vier von ihrer Kinderfrau. Für Karl-Heinz ist so ein guter Weg geschaffen, den Bedürfnissen aller gerecht zu werden:

»Das ganze Dasein in dem Moment dreht sich um den bevorstehenden Tod. Alle Aufmerksamkeit gehört jetzt dem sterbenden Menschen. Vielleicht kommt es noch zu dramatischen Komplikationen, die für die Kinder schwer zu ertragen wären. So konnten wir es besser steuern und den Kindern ihren nötigen Freiraum lassen. Sandra, die Kinderfrau, hat auf sie aufgepasst, sie kamen jeden Tag, wir aßen gemeinsam zu Abend und dann sind sie wieder gefahren. In meinen Augen war es die absolut richtige Entscheidung. So war es ihnen möglich, sich bewusst von Nina zu verabschieden, die Entwicklung ihres Sterbens zu sehen, aber dies in einem Rahmen, der sie nicht überforderte. Das zu erleben, daran teilhaben zu können, hatte für die Kinder eine große Qualität. Wir versuchten in diesen Tagen noch immer, schöne Momente zu schaffen, das Wetter war gut in dieser Woche, und wir schoben das Bett raus auf die Terrasse. Die Zeit war wahnsinnig intensiv – mit den Kindern, aber auch zwischen Nina und mir. Nina hatte jetzt noch viele Aufträge an mich und benutzte hierfür den Computer: wie wir nach ihrem Tod agieren sollen, wen ich kontaktieren soll, Wünsche für die Beerdigung. Sie hat mir einen richtigen Leitfaden mitgegeben und mir damit viel Entscheidungslast abgenommen. In diesen letzten Tagen ist sie insgesamt ruhiger geworden. Es hatte etwas Versöhnliches, etwas von »sich mit dem Schicksal abfinden«. Und dann kam dieser Post mit dem Engel, den hat sie abseits von mir geschrieben. Ich muss ehrlich sagen, ich habe ihn erst ein paar Tage später wirklich verstanden. Ab da hat Nina gewusst, sie stirbt sehr bald.«

Ich lasse mir jetzt Flügel wachsen und werde ein Engel.

Die Reaktionen sind einmal mehr überwältigend. Dieser Satz mit einem Foto, auf dem das Licht durch die Wolken strahlt, als wäre es die Silhouette eines Engels, erreicht 14 132 »Gefällt«-Markierungen und wird kommentiert mit guten Wünschen für Ninas letzte Reise. Allerdings deuten manche dieses letzte Lebenszeichen seiner Frau miss:

»Ich weiß, dass es für einige klang, als hätte Nina danach Suizid begangen. Aber das war für sie keine Option. Natürlich hat sie sich, wie wahrscheinlich viele ALS-Patienten, im Laufe ihres Weges mit dieser Fragestellung beschäftigt. Denkt man den Gedanken aber konkret weiter, nämlich wie und wo das vonstattengehen soll, landet man bei der Sterbehilfe, wie sie etwa in der Schweiz praktiziert wird, also anonym in einem Apartment oder einem Hotelzimmer. Das war für Nina völlig undenkbar und hätte ihr in keiner Weise entsprochen. Oder man beschafft sich irgendwie einen Medikamentencocktail, bei dem man den richtigen Tag abpassen muss, an dem man noch in der Lage ist, ihn eigenständig zu sich nehmen zu können. Bei dieser Erkrankung ein extrem schwieriges Unterfangen. Dass ein Angehöriger die Medikamente verabreicht, ist nicht nur verboten, wir beide waren uns auch einig, dass so eine Aufgabe absolut niemandem aufgebürdet werden darf. Somit war das alles sehr schnell vom Tisch. Für Nina stand fest: Sie geht diesen Weg bis zum Ende und beendet ihn nicht bewusst vorzeitig. Sie wird so lange leben, wie es ohne lebenserhaltende Maßnahmen geht. Diese Entscheidung war gefällt und wurde nicht mehr in Frage gestellt, auch nicht in der terminalen Phase, mit aller Verschlechterung.«

Am Freitag, den 17. Mai, dem Tag ihrer Engelsnachricht, nimmt Nina noch mal ihre ganze Kraft zusammen und verfasst ihre letzten Wünsche:

WICHTIG nach meinem Tod!!!
Erst mal Ruhe bewahren, das ist nur noch meine Hülle, keine Angst. Nehmt in Ruhe Abschied. Vor allem die Kinder!!! Angeblich braucht die Seele drei Tage, um in Ruhe zu gehen.
Ich liebe euch so sehr!

Beerdigung:
Ich bitte, meinen letzten Willen zu respektieren, egal, was man darüber denken mag!!!

Bitte einen kleinen persönlichen Bestatter auswählen.

Bitte mir mein schwarzes Diane-von-Fürstenberg-Kleid (am stummen Diener) anziehen. Ich möchte gut angezogen beerdigt werden, mit schöner Unterwäsche und Strumpfhose, nicht nackt wie ein Stück Fleisch.

Urnenbeisetzung ??? (Bin mir ja seit Sido nicht mehr sicher) 😳😜 Denke aber jetzt, eine Erdbestattung ist aus vielen Gründen besser. Die Kinder können den Sarg bemalen und eine normale Beerdigung ist nicht so surreal und feierlicher.

Bitte ein großes gerahmtes Bild von mir bei der Trauerfeier dazustellen evtl. das s/w vom zweiten »myself«-Shooting.
Ich hätte gerne ein schönes Familiengrab nah an der Isar unter einem Baum.
In meiner Trauerrede will ich UNBEDINGT erwähnt haben, wie sehr ich von den meisten Menschen in meinem Umfeld enttäuscht war ... wie sehr mich ihr Versagen verletzt hat!!!!!

Seelsorgerin anrufen

Musik: SAITENVERHÄLTNISSE, »Das Leben ist schön«

Grabstein: Ich möchte einen großen weißen Engel mit großen Flügeln aus weißem Marmor. Man stirbt nur einmal 😂😂😂
Bitte auf den Stein ebenfalls ein Foto von mir aufbringen lassen, für die Zukunft und als Erinnerung.

Kein klassisches, spießiges Trauerbild, sondern eine A5 gefaltete farbig gedruckte Karte mit einigen Fotos aus meinem Leben und Texten und Daten in einem schönen Kuvert.

~~~~~~

Bitte kommt jedes Jahr zusammen an meinem Geburtstag und zündet mir eine Kerze an.
Bitte postet meinen Tod irgendwann auf Facebook. Bitte löscht meinen Account nicht. Vielleicht ein Titelbild mit Schriftzug »Gedenkseite für Nina Zacher«. Bitte nicht für Kommentare oder Posts freigeben. Nur zum Andenken und zum Nachlesen. Das reicht schon! So können die Menschen, die Anteil an meinem Schicksal genommen haben, weiter auf meiner Seite nachlesen und weitergeben, was mir passiert ist.

Wen ihr zu meiner Beerdigung dabeihaben wollt, überlasse ich euch. Trauerbekleidung ist nicht erwünscht.

Es sind Ninas letzte Aufzeichnungen. Durch den vermehrten Einsatz von Opiaten wird gleichzeitig das Bewusstsein gedämpft:

»In der terminalen Phase der ALS versagen in der Regel alle Muskeln mit Ausnahme der Augenmuskulatur, der
~~~~~~

Schließ- und Herzmuskeln. Irgendwann kann man dann nicht mehr schlucken, und das geht letztendlich einher mit einer Reduzierung der Atmung. Speziell bei der ALS gibt es noch die Crux, dass die Opiate grundsätzlich auf die Atmung gehen, das heißt, es gilt immer abzuwägen, ob man die Schmerzen lindert oder eher die Atmung aufrechterhält. All das hatten wir lange vorher schon mit dem SAPV-Team besprochen. Da Ninas größte Angst war zu ersticken, hatte sie den Wunsch geäußert, lieber das Bewusstsein zu dämpfen und dafür die Atmung flacher zu machen. Das Leben in ihr wurde von Tag zu Tag kontinuierlich immer weniger. Am Samstag, den 21. Mai waren morgens die Kinder da. Am Vormittag veränderte sich Ninas Bewusstseinszustand langsam. Die Kontaktfähigkeit nahm immer weiter ab. Das alles verlief friedlich und für mich von außen ohne große körperlichen Qualen. Irgendwann hielt ich es für gut, wenn die Kinder wieder fahren würden. Dann war ich mit Nina und einem Pfleger des Palliativteams alleine hier.«

Lola, Luke, Lenny und Helena kehren mittags zurück ins Wasserschlössl. Für Helena erschließt sich die Entscheidung ihres Vaters, an diesem Tag bereits so frühzeitig das Haus in Ismaning zu verlassen, erst im Nachhinein:

»An dem Tag, als Mama gestorben ist, waren wir Kinder ja im Backsteinhäuschen an der St. Emmeramsmühle. Ich habe mich zunächst gewundert, warum wir dahin sollen? Ich hatte es einfach noch nicht kapiert. Ich konnte das nur damit begründen, das jetzt was mit Mama ist. Sehen konnte ich das aber nicht. Klar wurde es immer schlechter, allerdings für mich nicht rapide schlechter, so dass ich gedacht hätte: Jetzt irgendwann kommt das Ende. Nachdem wir uns an dem Samstag von Mama verabschiedet haben, fuhren wir also ins Gästehaus. Die anderen wollten spazieren gehen. Ich bin allerdings im Wasserschlössl geblieben und habe gelesen. Dann habe ich plötzlich einen Stich gespürt, alles in mir zog sich zusammen, ich konnte mir das überhaupt nicht erklären. Ich setzte mich aufrecht hin, schaute aus dem Fenster, die Sonne hat geschienen und ich fragte mich: ›Was war das denn jetzt?‹ Kurz darauf kamen die anderen vom Spaziergang zurück und auf einmal stand der Papa in der Tür: Mama war tot. Ich glaube, dass ich das in dem Moment gespürt habe. Es gibt diese enge Verbindung, die ist einfach da. Ich habe es gefühlt, wie Mama gestorben ist. Und Papa sagt, zeitlich passt es absolut zusammen.«

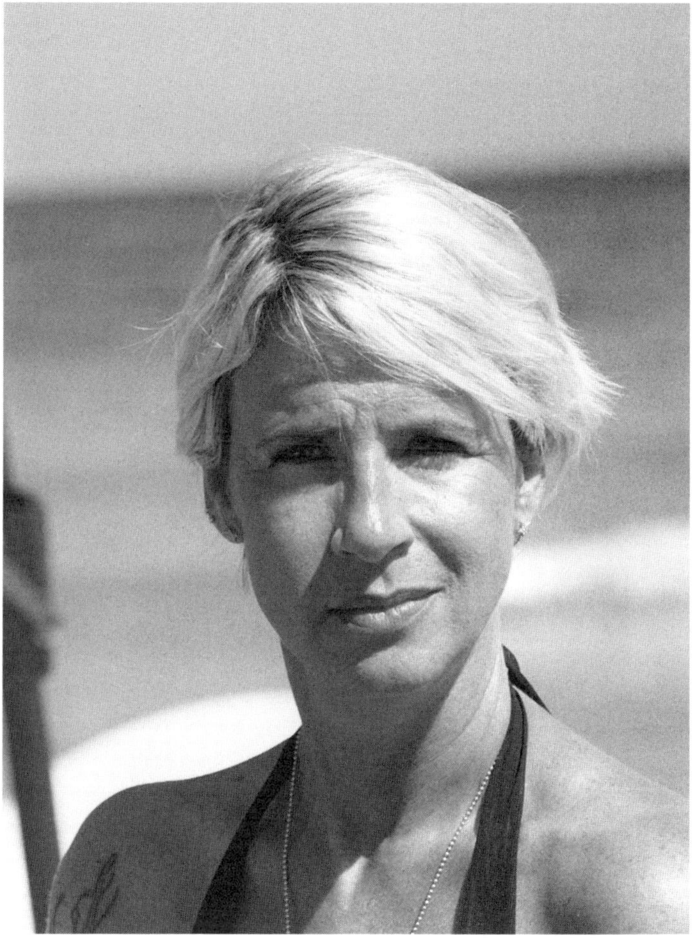

Bis dass der Tod euch scheidet

Die Welt ist vergangenen Samstag ein großes Stück ärmer und kälter geworden. Sie ist nicht mehr, wie sie davor noch war. Nina hat ihren bemerkenswerten Kampf gegen die unerbittliche Krankheit ALS verloren.

Nina, ein außergewöhnlicher Mensch, es kann keine Beschreibung geben, die ihr nur ansatzweise gerecht würde.

Nina, eine phantastische Mutter und Ehefrau, liebevoll und sorgsam, sie hat unseren vier Kindern und mir, trotz der zuletzt unsagbar schweren Zeit, Liebe und einen unermesslichen Erfahrungsschatz zuteilwerden lassen, der uns für unsere weitere Zukunft eine besondere Sicht auf viele Dinge ermöglichen wird.

Nina hat mit dem öffentlichen Umgang ihres Schicksals unglaublich vielen Menschen die Augen geöffnet, was sind die wirklich wichtigen Dinge im Leben?

Nina hat den trüben Schleier, den der Alltag über unser Leben legt, gelüftet. Was darunter bei jedem Einzelnen zum Vorschein gekommen ist, können nun sehr viele erst jetzt in aller Klarheit sehen.

Nina hat nicht geschwiegen, gerade wenn uns allen die Stimme versagte, sie hat uns allen eine Stimme verliehen.

Nina hat uns oft sprachlos gemacht und uns erst dadurch ermöglicht zu sprechen.

Nina war stark, unglaublich stark, selbst wenn es für uns unerträglich war.
Nina hat uns allen Hoffnung gegeben, als uns die Hoffnungslosigkeit übermannte.
Nina hat dem größten Tabu unserer Gesellschaft, dem Tod, die Angst entrissen. Letztlich ist er ein Teil unseres Lebens, jeden Lebens.
Nina hat uns vor Augen geführt, dass der Tod den Lebenden in vielerlei Hinsicht hilfreich sein kann.
Nina, du hast gemahnt und uns die Augen geöffnet, wenn wir nur stumme Zeugen und verblendet waren.
Nina, du hast die ALS, sonst verschwiegene Realität, in unser Leben transportiert, du hast viele Menschen vom Dunkel ins Licht geführt.
Nina hat die Amyotrophe Lateralsklerose, auch nach der Ice Bucket Challenge, in der Öffentlichkeit gehalten und damit vielen Betroffenen Mut und Zuversicht gegeben.
Nina hat dieser unerbittlichen Erkrankung ein Gesicht gegeben, dies voller Hingabe und selbstlos.
Nina, du hast berührt, bewegt und geprägt, in einer Zeit voller Gleichgültigkeit, Oberflächlichkeit, Einfältigkeit und Apathie.
Nina, du hast uns Demut gelehrt und zum Glauben geführt, in seiner ursprünglichsten Form.
Nina, die Mutter unserer vier Kinder, ich danke dir für dreiundzwanzig grandiose Jahre voller unvergesslicher, intensiver Erlebnisse.
Nina, du hast das geschafft, was sich jeder am Ende seines Weges wünscht, Spuren zu hinterlassen. Deine sind tief, so tief, dass sie auf ewig bleiben.

In ewiger Liebe, deine Kinder Lola, Luke, Lenny und Helena und dein Karl-Heinz

Karl-Heinz postet diese bewegenden Worte am 24. Mai 2016 auf Ninas Facebookseite, drei Tage nach ihrem Tod. Nina ist einfach eingeschlafen, ihr Atmen wurde langsam immer weniger. Die drückende Angst, die sich all die Monate auf sie gelegt hatte, qualvoll ersticken zu müssen, hat sich nicht bewahrheitet. Nachdem Karl-Heinz den Kindern die traurige Nachricht überbracht hat, bittet er seinen besten Freund Axel, die Kinderfrau bei der Betreuung der Kinder im Wasserschlössl zu unterstützen. Sonst informiert er zunächst niemanden über Ninas Versterben. Er kehrt zurück ins Haus nach Ismaning, um Abschied von seiner geliebten Ehefrau zu nehmen:

»Nina hatte mich gebeten, dass ich mir viel Zeit nehmen soll. Das habe ich gemacht. Außer mir war noch die Palliativärztin da, die Nina mitbetreut hatte. Die Ärztin schickte mich erst mal hinaus in den Garten, weil sie den Totenschein ausfüllen und dafür Nina in Ruhe begutachten musste. Zuerst saß ich nur recht apathisch da, man begreift das alles ja noch gar nicht so richtig. Nina hatte den Wunsch geäußert, dass wir ihrer Seele die Möglichkeit geben sollen, um zu entweichen. Es war ja ein schöner Tag, also hatte ich die Tür hinaus in den Garten geöffnet. Als die Ärztin so gegen 17.30 Uhr fuhr, war ich ab da mit Nina ganz allein. Es kamen so viele Gefühle hoch, einerseits natürlich tiefste Verzweiflung, sie verloren zu haben. Andererseits das Wissen, dass dieses furchtbare Leid nun ein Ende hat. Da vermischt sich so vieles, man tut sich schwer, einen klaren Gedanken zu fassen, es überflutet einen einfach. Am Anfang realisiert man es überhaupt noch nicht richtig. Ich wollte mir die Gelegenheit geben, Ninas Tod zu begreifen. Und ich wollte einen letzten Abend mit ihr verbringen, noch einmal eine gemeinsame Zeit mit ihr haben. Also waren es nur wir beide.«

Karl-Heinz wartet mit allem, was viele meinen, was jetzt »erledigt« werden müsste. Er ruft niemanden an, bestellt keinen Bestatter, verfällt in keinen Aktionismus. Er setzt sich zu Nina, weint, berührt sie, spricht zu ihr, erinnert sich an glückliche Momente. Er lässt sein Leben mit ihr Revue passieren. Jeder andere würde hier nur stören. Es ist ein letzter intimer Moment zwischen den beiden. Der Schlusspunkt einer langen, außergewöhnlich innigen, engen und liebevollen Verbindung.

Spätabends schließlich informiert Karl-Heinz das Bestattungsunternehmen und bittet um einen Besuch. Gemeinsam kleiden sie Nina an und bahren sie auf. Bis Samstag tief in die Nacht wird sie zu Hause bleiben.

»Die Kinder kamen dann am Sonntagmorgen in der Früh nach Hause zurück. Allerdings wollte ich ihnen die Chance geben, das alles erst mal ansatzweise verarbeiten zu können. Deshalb bin ich mit ihnen weggefahren, um sie komplett aus allem rauszuziehen. Ich hätte Lola am Montag nicht so in den Kindergarten schicken können, oder die Größeren in die Schule, wo ihnen vielleicht reihenweise erst mal die Leute um den Hals fallen würden. Daheim bei uns hätte das Telefon nicht stillgestanden. Ich wollte jeden Einfluss von außen fernhalten, auch den medialen. Zudem hatte ich die Sorge, dass sie das Zuhause hier unmittelbar mit dem Tod ihrer Mutter verbinden könnten, so dass ich beschloss, dass wir es ganz zurückgezogen aufarbeiten können. Ich habe gleich sonntagabends versucht, Flüge zu bekommen, und es hat geklappt. Wir packten schnell ein paar Sachen ein und sind für vier Tage nach Ibiza geflogen, in die Finca, die den Kindern so vertraut ist. Dort haben wir uns nur mit uns beschäftigt. Wir haben viel miteinander gesprochen, ich mit den Kindern und sie untereinander, natürlich immer mit Pausen. Es war eine erste Annäherung an unsere neue Situation, ohne Einfluss von außen.«

Von Spanien aus regelt Karl-Heinz die Fragen rund um Ninas Bestattung. Da sie sich zuletzt von einer Feuerbestattung zu einer Erdbestattung umentschieden hatte, ist das zeitliche Fenster eigentlich sehr eng, so dass Karl-Heinz sich um eine Fristverlängerung bemüht. Bei der Rückkehr nach München bemalen Lola, Luke, Lenny, Helena und ihr Vater gemeinsam Ninas Sarg. So wie Nina es sich gewünscht hat, wird ihre Freundin Mirjana, begleitet von der Band Saitenverhältnisse, das Lied singen, das die Band noch kurz vor Ninas Tod für sie aufgenommen hat: »Das Leben ist schön, auch wenn es vergeht« von Sarah Connor. Steffi, die Seelsorgerin, der Nina vertraute, spricht einige Worte. Frank, ein sehr enger Freund von Karl-Heinz, hält eine ergreifende Rede, in der er Nina, ihren Weg und ihre Wünsche treffend skizziert:

Nina hatte eine Persönlichkeit, die für uns nie ganz ins Jenseits entschwinden wird, sondern sie war ein Mensch, der sowohl die Ausstrahlung als auch den Charakter hatte, den man

nicht vergessen wird, und so wird Nina für uns immer da sein. Hier bei uns sein und ein Teil von uns sein und bleiben. Nina wird weiter strahlen, teilhaben und Rat geben. Wenn wir es brauchen und wollen, wird ein Teil von ihr in unserer Mitte sein, und sie wird wie früher auch zuhören, anregen und ihre Meinung offenlegen. Nina wird am Leben auf diese Weise teilhaben, sie wird uns begleiten und weiter unsere Wege ausrichten, lenken und mitgestalten.
(…)
Nina hat uns mit ihrem Charme, ihrem Selbstbewusstsein und ihrer Art angezogen, gebunden, geprägt und auch geformt, und andererseits hat sie das Gleiche von uns auch angenommen und zugelassen.

Wir haben hier viel gelernt, Denkstoff für viele Abende und Stunden, und wir sind alle aufgerufen, uns selbst zu hinterfragen, auf dass die Welt, in der wir leben, wieder mehr Empathie, mehr Verständnis und mehr Zeit für das wirklich Wesentliche von uns bekommt. Wir werden bewusster durch den Tag und das Leben gehen, da wir an dich denken.
Nina, du wolltest keine Trauerrede, und das soll es auch nicht sein, auch wenn Trauer im Moment das dominierende Gefühl ist.
(…)
Nina, du wolltest keine Tränen, und auch das ist nicht einfach zu erfüllen.
Nina, du wolltest, dass wir feiern und dass wir tanzen »mit einem Lächeln im Blick und einem Drink in der Hand«, in ein paar Wochen oder Monaten wird uns das vielleicht leichterfallen.

Nina, du wolltest, dass wir mit Kleidern in hellen Farben kommen, und du wolltest, dass wir alle wissen »Das Leben ist schön«. Wir sind deinem Wunsch gefolgt. Und wir werden das auch in Zukunft tun.

Wir werden eng bei den Deinen stehen, unabhängig von den Prüfungen, die das Leben noch bereithält.
Wir werden Karl-Heinz beistehen, auf dass er nicht alleine ist. Wir werden auch nach den Kindern sehen, auf dass sie gerade und aufrecht durch das Leben gehen, selbstbestimmt, frei und ohne Furcht oder Mangel. Ganz genauso, wie du es getan hast.

Du hast uns alle bereichert, und wir sind dankbar für die Momente und Erinnerungen, die wir mit dir hatten.

Der Mensch ist erst wirklich tot, wenn niemand mehr an ihn denkt, sagt Bertolt Brecht und meint damit, dass du, liebe Nina, noch lange leben wirst.

Der Weg der Familie zurück in den Alltag ist ein andauernder Prozess, bei dem jeder Einzelne seinen eigenen Rhythmus entwickelt. Karl-Heinz steht den Kindern im höchsten Maße bei und unterstützt sie, wo er nur kann: »Zunächst bin ich in den Kindergarten, in die Schulen und in den Hort gegangen, um dort persönlich die Situation zu erklären. Ich habe darum gebeten, entsprechend einfühlsam und rücksichtsvoll zu agieren. Sowohl jetzt aktuell in der Situation nach Ninas Tod, aber ebenso aufmerksam im Hinblick auf die Zukunft. Ich wusste ja nicht, wie die

Kinder reagieren und wie ihr Umfeld, ihr Freundeskreis sie aufnehmen wird. Demzufolge habe ich gebeten, dass man genau hinschaut und hinhört und falls sich abzeichnet, dass etwas schwierig werden könnte, man mich bitte informiert. Natürlich konnte ich nicht mit jeder Erziehungs- und Lehrkraft der Kinder persönlich sprechen. Also habe ich die jeweiligen Leiter ersucht, das Kollegium darüber zu informieren.«

Vielerorts erleben die Kinder Zuwendung und Verständnis. Wer Trauerprozesse kennt, weiß, dass es zwar keine allgemeingültige Gestalt der Trauer gibt, sondern dass es sich um individuelle Abläufe handelt. Allerdings sprechen viele in den ersten Monaten nach dem Verlust eines geliebten Menschen von einer Art Glocke, unter der sie sich befinden und dass sie vieles von außen nur gedämpft wahrnehmen. Manche empfinden alles verlangsamt und haben das Gefühl, dass der Schmerz sie lähmt. Für Helena, die Älteste, eine schwierige Zeit. Auf sie warten die letzten beiden Monate des Schuljahres und Helenas Fokus liegt jetzt nicht auf schulischen Themen, wie sie erzählt:

»Die Tage waren wie hinter Nebel. Meine Gedanken waren ganz woanders – und bestimmt nicht in der Schule. Trotzdem habe ich es durchgezogen. Ich hatte Papa gebeten, alle Lehrer zu informieren, dass ich nicht wirklich Lust habe, zur Schule zu gehen. Ich habe es nur gemacht, damit ich nicht alles nachholen musste. Also saß ich halt im Unterricht, d. h. ich war anwesend, zwar körperlich, aber nicht geistig. Nachdem mein Vater im Direktorat war, ging ich davon aus, dass jeder Lehrer Bescheid weiß – und ich glaube, dass es jeder wusste. Ich wollte verhindern, dass man mich aufruft. Mir war klar, ich würde die Fragen nicht beantworten können, weil ich überhaupt nicht zuhören konnte. Und dann, in einer Stunde, nimmt mich ein Lehrer dran. Ich höre so aus der Ferne die Rufe: ›Helena, Helena!‹ Er wollte irgendwas von mir wissen, irgendeine Formel oder so was. Ich meinte: ›Was ist los?‹, und er entgegnete: ›Na, hast du schon wieder gepennt?‹ Ich war so sauer, ich habe gekocht. Danach bin ich zu Papa, und er hat sofort in der Schule angerufen und gebeten, dass der Lehrer aufhören solle, mich so zu drangsalieren. Als ihm das mitgeteilt wurde, meinte er wohl, ich solle mir doch ein Schild umhängen, mit den Worten: ›Mir geht es nicht gut.‹ Und dann passierte es wieder. Er hat mich aufgerufen. Diesmal stellte er mich an die Tafel und fragte, ob ich wieder nur gepennt hätte? Ich stand einfach nur da, stumm, ohne ein Wort zu sagen. Am liebsten hätte ich ihm zugerufen: ›Nein, ich habe über meine tote Mutter nachgedacht!‹ Ich konnte es nicht sagen, weil ich Angst hatte vor einem Verweis. Lehrer sind für mich Respektspersonen. Da hält man lieber den Mund und macht, was sie sagen, damit man keinen Stress bekommt. Aber im Auto habe ich dann so sehr geheult.«

Karl-Heinz ist entsetzt und bittet die Schule um dringende Klärung für die gefühllose und demütigende Behandlung seiner trauernden Tochter.

»Ich bin fast hoch bis zum Kultusministerium, um mich über diesen Vorgang zu beschweren. Es ist ein Paradebeispiel für den gesellschaftlichen Umgang mit einer schwierigen emotionalen Situation: Im Unterricht war kein Platz dafür, weder für Helena als Person noch für das Thema an sich. Die Kinder müssen heute funktionieren, genauso wie wir Erwachsene. Gerade in der Schule ist der Druck enorm hoch, da bleibt wenig Platz für Schwäche. Ich hatte versucht, die Kinder zu schützen, trotzdem kann man eben nicht alles vorhersehen und in die richtigen Bahnen lenken. Man ist von so vielen Leuten umgeben, da läuft zwangsläufig nicht alles perfekt. Empathie kann man den Leuten sowieso nicht aufzwingen. Die hat man, oder man hat sie nicht. Allerdings habe ich nach dieser bitteren Erfahrung Helena danach oft zu Hause gelassen. Nach den Sommerferien wechselte sie dann die Schule, was wir sowieso schon längere Zeit geplant hatten.«

Raum für Trauer, die Möglichkeit, sich auszusprechen – leider noch immer kein Standard an den Schulen. Obwohl inzwischen umfangreiche Fortbildungsmaßnahmen für das Lehrpersonal angeboten werden, Maßnahmenkataloge vorliegen und sogar Kriseninterventionsteams seelsorgerisch oder psychologisch explizit bei Trauerfällen im schulischen Kontext als Unterstützung angefordert werden können, wird der Tod in der Schule noch viel zu oft in Schweigen gehüllt. Dann erleben trauernde Kinder statt Hilfe Hilflosigkeit und statt Rückhalt zu erfahren, werden sie im Stich gelassen.

Helena betrachtet die Wochen nach dem Tod ihrer Mutter sehr reflektiert, sie weiß, warum sie sich in dieser Zeit so schwergetan hat: »In der Trauer verschiebt sich total die Wahrnehmung. Als wir neulich über all das gesprochen haben, meinten Papa und Lenny, dass ich in dieser Zeit ganz oft zu Hause war. Ich habe es komplett anders in Erinnerung, nämlich dass ich oft in der Schule war, viel zu oft eigentlich. In der Trauer erlebt man manches völlig anders als die anderen. Eine Freundin erzählte mir, dass sie mir damals oft Fragen gestellt hätten, und ich hätte überhaupt nicht darauf reagiert. Ich war völlig überrascht! Das hatte ich gar nicht gemerkt. Sie meinte: ›Wir haben immer wieder versucht, mit dir zu reden, und du hast ins Leere gestarrt. Keiner konnte zu dir durchdringen. Also haben wir es irgendwann einfach gelassen.‹ Ich konnte dazu nur sagen: ›Ist das jetzt dein Ernst? Ich habe nichts davon mitbekommen.‹ Das wiederum hat sie total geschockt, weil sie geglaubt hatte, ich hätte versucht, sie absichtlich auszublenden. Dabei war ich so sehr in meiner Welt.«

Helena ist für ihr Alter ungewöhnlich erwachsen und klar. Wie ihre Mutter scheut sie sich nicht, in der Öffentlichkeit Worte zu finden für das, was andere nicht wagen auszusprechen. In ihrer neuen Schule behandelten sie vor einiger Zeit in Religion das Thema: »Tod eines geliebten Menschen«. Helena spürte schon die ganze Zeit die erwartungsvollen Blicke der gesamten Klasse, die sich alle fragten, wie sie wohl darauf reagieren würde? Schließlich hob sie die Hand. Als sie sich meldete, wurde es in der Klasse totenstill, so Helena:

»Davor gab es hier und da Getuschel. In dem Moment hätte man eine Stecknadel fallen hören. Alle wollten wissen, was ich sagen würde. Ich sagte, dass es wichtig ist, jeden Moment zu genießen. Und dass man eigentlich von niemand erwarten kann zu verstehen, wie es einem geht, wenn man es nicht selbst erlebt hat. Vielleicht kann man anderen etwas davon näherbringen. Sich öffnen, wenn man selbst Trauer erfahren hat. Für mich ist es ganz selbstverständlich, darüber zu reden. Es ist ein wichtiger Teil meines Lebens, es hat viele meiner Jahre geprägt, meine Gegenwart, meine Zukunft und meine Vergangenheit. Ich kann nicht nachvollziehen, wie man sich verschließen kann und sich in sich selbst verkriecht. Wenn ich mich umsehe, dann wissen viele gar nichts über die anderen, was die alles durchgemacht haben. Wie auch, wenn sie nicht darüber reden?«

Helena ist sehr froh darüber, was ihre Mutter ihr alles mitgegeben hat:

»Es passiert mir oft, da weiß ich, das würde die Mama jetzt glücklich machen. In manchen Situationen entscheide ich mich tatsächlich anders, weil ich es aus der Sicht meiner Mutter betrachte. Es ist für mich wie ein Wegweiser. In mir drin ist ja immer ein Stück von ihr, in jedem von uns. Sie hatte so einen bestimmten Blick auf die Dinge. Wenn ich mir also nicht sicher bin in einer Entscheidung oder bei einer Überzeugung, dann versuche ich, es aus ihren Theorien heraus zu betrachten und zu schauen, ob es mit meinen übereinstimmt. Dann überdenke ich es vielleicht noch mal. Es hilft mir, die richtigen Entscheidungen zu treffen im Leben.«

Ein neues Leben.
Ohne und zugleich mit Nina.

Liebe Lola,
unser aller Sonnenschein! Heute wirst du schon fünf Jahre alt, leider ist es der erste Geburtstag, den wir ohne deine geliebte Mama feiern müssen, aber ich bin ganz sicher, dass Mama vom Himmel aus zusieht und mit uns mitfeiert. Wir werden dich feiern, genauso wie Mama es sich für dich gewünscht hat.
Deine Mama hat dir viele Nachrichten hinterlassen, eine davon darf ich dir heute, sicherlich mit vielen Tränen in den Augen, vorlesen:

***

Liebe Lola,
mein wunderschöner Schmetterling!
Heute feierst du deinen fünften Geburtstag. Ich kann ihn leider nicht mehr mit dir feiern, aber ich habe dir noch ein paar Zeilen für dein späteres Leben aufgeschrieben.
Ich bin sehr traurig darüber, dass ich dir nicht eine Mama gewesen bin, wie eine gesunde Mama es hätte sein können. Kurz nach deiner Geburt begannen bei mir die ersten Symptome meiner Krankheit, die mich schließlich einige Jahre später mein Leben kostete. Die ersten Monate haben wir sehr viel Zeit – nur wir zwei – miteinander verbracht. Du hast

viel geweint und durftest, um zur Ruhe zu finden, als einziges Kind von allen, immer ganz eng an mich gekuschelt in meinem Bett schlafen. Die Nähe zu mir, mein Herzschlag, das hat dich wohl alles sehr beruhigt, und wir beide sind immer eng aneinandergekuschelt eingeschlafen. Das habe ich sehr genossen, und ich bin unendlich glücklich darüber, noch ein so tolles wunderbares Kind wie dich geschenkt bekommen zu haben. Leider wurde meine Kraft zunehmend weniger, und irgendwann konnte ich dich leider nicht mal mehr in die Arme nehmen. Glücklicherweise hatten wir bis dahin noch viele schöne Momente, an die du dich vielleicht nicht mehr wirklich erinnern kannst, aber es gibt viele Fotos und Videos, die dir das Erinnern vielleicht ein bisschen einfacher machen. Ich liebe dich sehr, mein wunderbares Mädchen. Du bist mein absoluter Sonnenschein, und wenn du immer morgens zu mir ins Bett gekrabbelt bist und unbedingt mit mir kuscheln wolltest – mit deinem wunderbaren Lächeln im Gesicht und deinen wuscheligen Haaren –, dann war meine Welt in Ordnung. Du stiegst dann zum Abschied immer über meinen Hals, beugtest dich vor und gabst mir ein Schmetterlingsküsschen, unsere Wimpern klimperten aneinander, und wir beide haben laut gelacht. Ein wunderschöner Moment. Ich liebe dich so sehr, mein Schatz, dass ich es gar nicht beschreiben kann wie sehr, ich weiß, du wirst ein wunderbarer Mensch werden. Auf deinem Weg werde ich dich, auch wenn ich nicht mehr körperlich vorhanden bin, immer begleiten, das verspreche ich dir.
Such dir einen schönen Stern am Himmel aus, der besonders hell leuchtet, auf dem werde ich sitzen und dich beschützen. Irgendwann werden wir uns sicher wiedersehen.

Versprochen mein wunderbarer Engel.
In Liebe, deine Mama

Gute Nacht, wir sehen uns wieder, wenn die Sonne lacht.

Ismaning, im September 2017

Das erste Jahr ohne Nina ist vorüber. Das erste Mal Weihnachten, Ninas erster Todestag, vor wenigen Tagen wurde Lola eingeschult – der erste Schulbeginn eines unserer Kinder ohne Beisein der Mama. Wenn ich Rückschau halte, lag mein Fokus in diesen Monaten auf unterschiedlichsten Dingen, die trotzdem alle irgendwie mit Nina zu tun hatten.

Das Wichtigste und Bedeutendste war sicher unsere Familie. Ninas Fehlen im Alltag zu erleben, es bis zu einem bestimmten Punkt auszugleichen war eine Herausforderung und ehrlicherweise manchmal einfach unmöglich. Ein alleinerziehender Vater kann bestimmte Aspekte ohne den weiblichen Part nur schwer oder gar nicht bedienen. Nina und ich haben uns immer sehr gut ergänzt, dem anderen so sehr vertraut und die Erledigung von Aufgaben einfach blind überlassen. Jetzt ist da schlicht ein Vakuum entstanden. Gar nicht zu reden von der emotionalen Ebene: Das Gefühl, das eine Mutter ihrem Kind vermittelt, diese tiefe Zusammengehörigkeit und Verbundenheit, ist nicht ersetzbar. Hier fehlt uns Nina so sehr.

Schwierig sind die besonderen Anlässe. Geburtstage, Schulfeste, alle Feiern begehen wir jetzt ohne sie. Diesen an sich fröhlichen Tagen mischt sich ein dämpfendes Gefühl bei, was traurig stimmt. Natürlich ist Nina nicht außen vor, wir suchen immer die Verbindung zu ihr. Nach Lolas Einschulung etwa sind wir gemeinsam zum Friedhof gefahren, und Lola hat Mama ihre Schultüte gezeigt. Schließlich war Nina das positive Gestalten von Erinnerung so wichtig, und das versuchen wir weiter, in ihrem Sinne. Meine Aufgabe ist, dass die Kinder unter diesem Verlust nicht zerbrechen, dass sie ihn ertragen und aushalten können. Rituale spielen dabei für uns eine große Rolle, und die Kinder sind da sehr aktiv. Ihre Kreativität spiegelt sich sogar in Ninas Grabstein, den wir zusammen entworfen haben. Es ist ein Stein aus hellem Granit, durchbrochen von der Silhouette eines Engels. Durch den Engel hindurch kann man so bis in den Himmel schauen. Eine Glasplatte ummantelt den Stein, auf dem die Kinder ihren Gruß hinterlassen haben, mit dem Abdruck ihrer vier Hände. Sie waren dabei, als der Steinmetz sie eingravierte, und natürlich, als der Stein dann gesetzt wurde. Das Gegenstück dazu, das herausgeschnittene Negativ dieses Engels aus Granit, haben wir bei uns auf der Terrasse aufgestellt, das war die Idee von Helena und Lenny. Wir haben ihn jeden Tag im Blick. Zum Todestag hat Luke im Hort für Ninas Grab ein sehr schönes Herz aus Holz gebastelt und graviert, Lola malt ganz viele Bilder von Mama im Himmel, und jeden Abend zünden wir Kerzen für Nina an, die die Kinder gestaltet haben. Für die letzte Kerze sammelten sie Steine an der Isar und beschrifteten sie mit ihren Gedanken an Nina. Dieses Ritual mit der Kerze halten wir sogar im Urlaub aufrecht. In den letzten Sommerferien waren wir wieder auf der Finca auf Ibiza, da brannte jeden Abend ein Licht für Nina, und wir haben viel über sie geredet, über die Zeiten, in denen wir zusammen mit ihr da waren. Bei allem, was wir gemeinsam begehen, findet jedes der Kinder seinen eigenen Umgang in seiner eigenen Welt. Helena ist so erwachsen und klar. Auch Luke ist manchmal schon fast zu realistisch für sein Alter. Lola konfrontiert mich mit vielen Fragen, zum Beispiel: »Wie leben die da im Himmel?« Lenny macht sicher am meisten mit sich aus. Ihm tut unser Hund besonders gut, der seit einigen Monaten bei uns eingezogen ist. Rupert ist eine Englische Bulldogge. Genauso einen Hund hat sich Nina immer gewünscht. Sie hat mir mal ein Foto geschickt mit einer Bulldogge, die sieht fast identisch aus wie Rupert, nur dass bei dem die andere Pfote weiß ist. Rupert ist also genau genommen Ninas Hund, und so soll es auch sein.

Manche können nicht nachvollziehen, dass wir immer wieder auf die Finca fahren, in der Nina den Kindern eröffnet hat, dass sie sterben wird. Oder dass wir hier im Haus geblieben sind. Natürlich hat Nina mir diese Frage ebenfalls gestellt: »Könnt ihr weiter da wohnen, wenn ich dort gestorben bin? Was werden die Kinder mit diesem Ort verbinden?« Ich glaube, wir sind viel zu offen mit allem umgegangen, als dass etwas Negatives oder etwas wie eine Kluft hätte entstehen können. Zudem sind die Kinder hier stark verwurzelt. Und Nina ist mit ihrer starken Präsenz immer noch hier. Das ist ein schönes Gefühl, das uns Halt und Wärme gibt. Für mich ist es eher irritierend, wenn ich höre, dass Menschen sich nach dem Tod von einem Verstorbenen abgrenzen, alles, was an ihn erinnert, wegräumen, Fotos entfernen. Als könne man damit etwas abschließen: Leid, Tod, Beerdigung, Ende. Dieses Gefühl der Trauer und Traurigkeit ist ja weiterhin da. Das lässt sich nicht von der Wand abhängen. Ich würde eher vermuten, dass, wenn man die Augen davor verschließt, es einen in einem unvorbereiteten Moment noch härter trifft.

Unser Gedächtnis führt uns an so viele Orte, über unterschiedlichste Wege: wenn einem im Vorbeigehen das Parfüm begegnet, das ein geliebter Mensch getragen hat. Wenn ein Lied im Radio läuft, mit dem man viel verbindet. Wenn man rausschaut, das Wetter ist schön und einem in dem Moment durch den Kopf schießt: »Jetzt würden wir zusammen in die Berge fahren!«

Grundsätzlich finde ich den Begriff »Trauer« sowieso eher unpassend, Trauer ist so negativ behaftet. »Erinnerung« trifft es für mich eher. Wir versuchen, an schöne Momente zu denken. Wir gehen dahin, wo es Nina gut gefallen hat, an ihre Lieblingsorte, um an das Schöne von damals anzuknüpfen. Wenn ich die Kinder beobachte, bestärkt es mich darin, dass es ein guter Weg ist, was mir auch von außen gespiegelt wird. Ich höre oft, dass man »es« unseren Kindern gar nicht ansieht. Natürlich könnte man es auch so interpretieren, dass jemand denkt: »Was ist das denn? Die haben ihre Mutter verloren und man merkt es überhaupt nicht. Die laufen ja gar nicht mit dem gesenkten Kopf herum!« Für mich allerdings ist es ein gutes Zeichen, denn das allein sagt überhaupt nichts darüber aus, wie sehr sie Nina vermissen. Viel treffender ist der Satz, den mir vor kurzem eine gute Freundin zu mir gesagt hat: »Wenn man deine Kinder erlebt, hat man den Eindruck, dass sie wieder glücklich sein können.« Genau das ist es, was Nina sich wünschte.

In den letzten sechzehn Monaten hat mich Nina noch in anderer Hinsicht permanent begleitet. Zum einen natürlich in der Arbeit an ihrem Buch. Jeden Dienstag haben wir, Dorothea und ich, uns für ein paar Stunden getroffen, um über Ninas Erkrankung zu sprechen. Irgendwann fiel mir auf, dass wir unbewusst den gleichen Tag gewählt hatten wie bei dem Buch »Dienstags bei Morrie«. Da unterhalten sich ein an ALS erkrankter Professor und sein ehemaliger Student jeden Dienstag über das Leben. Unsere Themen waren ganz ähnlich. Und oft redeten wir übers Sterben. Es war nicht immer leicht. Manchmal hat es mich herausgerissen aus dem restlichen Tagesablauf, aus Gedankengängen, die in der Früh noch bei der Arbeit oder aktuellen Aufgaben lagen. Es holte vieles hervor, was mich traurig stimmte. Oft benötigte ich nach den Gesprächen erst mal einige Zeit zum Durchatmen. Trotzdem hat es gutgetan. Durch die intensive Aufarbeitung traten Details hervor, die ich damals im Strudel der Ereignisse gar nicht so deutlich wahrnehmen konnte. Zu der Zeit habe ich über weite Strecken einfach funktioniert. Daher setzte sich manches erst jetzt richtig zusammen und ergibt ein klares Bild. Ninas Erbe hat sich komplett vor mir entfaltet. Sie hat es mir so einfach gemacht. So viel vorbereitet und alles geregelt. Dieses bewusste »In-den-Tod-Gehen« war schon sehr selbstlos. Man könnte ja auch denken: »Wenn ich tot bin, bin ich tot, dann ist es für mich ja vorbei.« Aber Nina hatte einen bemerkenswerten Blick auf unsere Zukunft. Die große Hilfestellung, die sie uns allen mitgegeben hat, ist jetzt in diesem Buch festgehalten und kann anderen vielleicht als Inspiration dienen, egal, in welcher Situation sie sich selbst befinden.

Schließlich hat mich das Thema ALS an sich nicht losgelassen. Schon ziemlich früh in Ninas Krankengeschichte fing ich an, mich auf wissenschaftlicher Ebene damit zu beschäftigen. Gemeinsam mit meinem Nachbarn, einem Molekularbiologen, suchten wir nach Antworten. Wir fanden keine. In keiner Studie oder Publikation. Bis wir – über den Vater einer Mitschülerin von Helena – auf einen Magdeburger Wissenschaftler stießen, dessen Erkenntnisse auf einer speziellen Mikroskopiertechnik beruhen. Man kann hier Anhaltspunkte finden, dass der Schlüssel zur Erkrankung im Immunsystem liegen könnte. Wir erachteten den Ansatz als spannend und organisierten ein Meeting in Magdeburg. Nina war damals mit dabei, und ehrlich gesagt, hat es sich zunächst ein bisschen schräg angehört. Die Arbeit von Dr. Walter Schubert stammt aus der Mitte der neunziger Jahre, damals gab es schon mal einen Hype darum, wurde aber im Weiteren nicht sonderlich beachtet. Der Wissenschaftler selbst ist immer drangeblieben, auch wenn er von anderen dafür belächelt wurde. Mit seinem Verfahren ließen wir also Proben von Prof. Christian Schreiber und anderen ALS-Patienten untersuchen. Christian, ein bekannter Münchner Herzchirurg, hat seine umfassenden Kontakte dazu geholt. Er selbst war ebenfalls ALS-Patient und ist kurz nach Nina verstorben.

Ich muss zugeben, dass ich anfangs selbst sehr skeptisch war. Die Amyotrophe Lateralsklerose bedeutet, so wie ich es hautnah erleben musste, die absolute Hoffnungslosigkeit. Ich weiß, wie sehr sich viele wünschen, dass etwas entwickelt, entdeckt, erfunden wird, um das zu ändern. Wie abgrundtief verzweifelt die Betroffenen und ihre Angehörigen sind. Gerade deshalb bin ich sehr vorsichtig. Aber wenn ich sehe, was sich in den letzten Monaten bei unserer Initiative faceALS getan hat, mit unserer Studie, mit der Gründung der faceALS Stiftung, mit den vielen Instituten, Kliniken und Forschungseinrichtungen, die wir gewinnen konnten, und einem inzwischen internationalen gewachsenen Interesse an unserer Arbeit, könnte es sein, dass wir uns auf dem Weg befinden, diese heimtückische Krankheit zu entschlüsseln oder zumindest einen Beitrag dazu zu leisten, sie bestenfalls in Zukunft zuverlässig diagnostizieren zu können.

Meine Gefühle angesichts dieser rasanten und dynamischen Entwicklung sind zwiespältig. Nina selbst hat immer gesagt: »Lasst es, ihr spinnt ja!« Würde sich jetzt bewahrheiten, dass ein Verfahren, das schon fast zwanzig Jahre existiert, diese enorme Sprengkraft hat, hätte das für Ninas Schicksal, für uns, die Familie, die Kinder eine durchaus tragische Komponente. Wenn jetzt, so kurz nach ihrem Tod, Licht ins Dunkel der ALS käme.

Andererseits ist eines ganz klar: Wäre Nina nicht erkrankt, hätte ich mich niemals dieser Thematik zugewandt. Wäre sie nicht an die Öffentlichkeit gegangen und wäre darüber nicht der Kontakt zu Dr. Schubert entstanden, hätten wir nie etwas über seinen Ansatz und seine Erkenntnisse erfahren. Es ist also müßig, über einen anderen möglichen Verlauf unserer Geschichte nachzudenken, als er nun einmal war.

Vielleicht ist es wirklich das erste Mal, dass es einen leisen Hoffnungsschimmer gibt. Würden wir tatsächlich ein valides Diagnosetool kreieren, wäre schon dies eine enorme Hilfe. Wie vielen könnte man dann den ganzen aufreibenden Ärztemarathon ersparen, der Nina so viel Kraft und Zeit raubte? Wie könnte die verbleibende Lebensspanne ganz anders genutzt werden, wenn eine eindeutige Diagnose im Raum stünde und schon früh die Lebensumstände umgestellt und angepasst werden könnten?

Ninas Intention war es, mit dem Offenbaren ihres Schicksals den Blick auf das Leben und das Sterben zu verändern.

Mag sein, dass ihre Geschichte noch sehr viel mehr ins Rollen bringen wird.

fi 444 002 / 1f